总主编 卢传坚 陈 延

中医补土理论菁华临床阐发

补土菁华总论

主 编 卢传坚 陈 延
副 主 编 刘 奇 郭 洁
编 委 （按姓氏汉语拼音排序）
　　　　陈 延 郭 洁 黄智斌
　　　　刘 奇 卢传坚

U0247719

科学出版社
北 京

内 容 简 介

"补土"一词代指的是中医历史上颇负盛名的流派"补土派"及其学术理论。本书是"中医补土理论菁华临床阐发"丛书中的《补土菁华总论》分册，从补土理论的产生背景、发展历程、核心观点、代表医家、代表方药等方面进行介绍。

本书适合中医临床医生、中医专业学生或具有一定专业知识背景的中医爱好者参考阅读。

图书在版编目（CIP）数据

补土菁华总论 / 卢传坚，陈延主编. —北京：科学出版社，2020.8
（中医补土理论菁华临床阐发 / 卢传坚，陈延总主编）
ISBN 978-7-03-065769-5

Ⅰ. ①补…　Ⅱ. ①卢…　②陈…　Ⅲ. ①温病派－研究　Ⅳ. ①R-092

中国版本图书馆 CIP 数据核字（2020）第 138451 号

责任编辑：陈深圣　郭海燕 / 责任校对：严　娜
责任印制：徐晓晨 / 封面设计：北京蓝正广告设计有限公司

科 学 出 版 社 出版
北京东黄城根北街 16 号
邮政编码：100717
http://www.sciencep.com

北京凌奇印刷有限责任公司 印刷
科学出版社发行　各地新华书店经销
*

2020 年 8 月第 一 版　开本：720×1000　B5
2020 年 8 月第一次印刷　印张：7 1/2
字数：151 000
POD定价：　49.00元
（如有印装质量问题，我社负责调换）

总　序

　　"传承精华，守正创新"是习近平总书记对中医药工作作出的重要指示，为中医药传承、创新、发展指明了方向，中医药事业的发展迎来了前所未有的机遇。值此之际，由广东省中医院岭南补土学术流派学术带头人卢传坚教授策划并担任总主编的"中医补土理论菁华临床阐发"丛书也即将出版面世。这套丛书集结了我院多个学科众多专家学者的力量，是近百名编委共同努力的心血结晶，也是这些年来我院大力发展中医学术流派研究的成果之一。

　　2013 年，为了响应国家中医药管理局"大力建设学术流派"的号召，也为了进一步提升中医理论及临床诊疗水平，广东省中医院组建了"岭南补土流派工作室"。该工作室自建立以来，除了在理论及临床研究方面的不懈努力外，也着力于推动补土理论的学术交流，举行各种案例分享及学术探讨活动，有力推动补土学术理论在各学科的应用。经过这些年的发展，多个学科在补土理论的临床应用方面已经有所收获，凝练出了各自的专科特色。为了更好地总结和提炼这些理论精华，岭南补土流派工作室发起"中医补土理论菁华临床阐发"丛书写作计划，得到了各学科团队的热烈响应。在经过了将近两年的准备及反复修改核对后，这套总稿超百万字的丛书终于成稿。

　　翻开书稿，书中有编委们精心整理的理论、丰富的临床案例，突出了我院流派研究理论与实践相结合的特点；在书稿的架构上，由岭南补土流派工作室撰写的"中医补土理论菁华临床阐发"丛书有《补土菁华总论》一册，其他分册遍及多个临床学科，目前已交稿的包括《内分泌科》《耳鼻喉科》《肝病科》《肿瘤科》《乳腺科》《肾病科》《消化科》《皮肤科》《眼科》《呼吸科》共十个专科分册，组成了丛书专科系列。另有《异常子宫出血》《子宫内膜异位症》《湿疹》《克罗恩病》《肺癌》共五个专病分册，组成了丛书专病系列。虽然不同专科、疾病的具体治疗方案各有特色，但所应用的理论都源于补土，这正是中医"异病同治"的鲜明体现。

　　同时，多学科应用、突出优势病种也切合了学术流派的发展特点。纵观古代流派名家，虽各有所长，但基本不分科，只要灵活运用，在不同疾病的治疗中均能得心应手。因此，流派学术思想的应用，一方面，应该在多个领域中"遍地开花"，不断拓宽其应用范围，此为"横向发展"；另一方面，对于理论应用适用性强的病种还应重点发掘，优化其治疗方案，此为"纵向发展"。流派学术理论的应用既要使其有一定的普及性，更要突出其独特的治疗优势，使得流派理论的应用既能保持其特色，又能得到进一步的推广，这正是本套丛书的鲜明特点。

在这套丛书各分册的编委名单中，既有年龄与我相近的老专家作为学术顾问，同时也有不少年轻医生参与了本套丛书的编写，这充分体现了中医学术的传承以及老一辈专家对年轻一代的提携。我相信，编写的过程既是对老专家临床经验的总结提炼，也是后辈们深入学习的一次机会。书籍是中医传承过程中重要的思想载体，希望这套丛书不仅是一份标志性的成果，更是一个起点，能够吸引更多的中医人到中医流派理论学习中去，更好地发挥中医的治疗优势。

是以为序！

国医大师、广州中医药大学首席教授

2020 年 4 月于广州

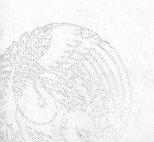

前　言

　　中医基础理论在历史发展的进程中，以经典理论为蓝本，逐渐形成了不同的诊疗理念，学术流派随之应运而生。补土流派作为诸多中医学术流派中重要的一支，其理论思想来源于《黄帝内经》，发展于仲景《伤寒杂病论》，鼎盛于东垣学说。自金元时期以来，补土流派的核心思想广为医家接受，对明清时期温补学派的兴起，亦起到一定的推动作用。补土流派学术思想在临证中有着广泛的指导意义，研究补土流派学术思想在临床的运用，分析当代中医对补土学说的继承、发展与创新状况，对中医学术的发展和临床疗效的提高有着重要的借鉴意义。

卢传坚　陈　延

2019 年 12 月

目　录

第一章　补土理论产生的文化背景 ……………………………………… 1

一、儒家对于土的认识 ………………………………………………… 1

二、佛家对于土的认识一隅 ………………………………………… 3

三、道家对于土的认识 ………………………………………………… 4

四、补土学说与佛儒道 ………………………………………………… 5

第二章　补土理论发展历程 …………………………………………… 6

一、先秦时期起：补土理论之萌芽 ………………………………… 6

二、汉代至唐前：补土理论之发展 ………………………………… 16

三、唐宋金元时期：补土理论之鼎盛 ……………………………… 17

四、明清时期：补土理论之延展 …………………………………… 23

第三章　补土流派核心理论阐释 ……………………………………… 31

一、对于"土"的解读 ………………………………………………… 31

二、对于"补"的解读 ………………………………………………… 33

三、对于"补土"的解读 ……………………………………………… 34

第四章　补土相关医家学术思想 ……………………………………… 37

一、柔调运脾话钱乙 ………………………………………………… 37

二、以通为补张子和 ………………………………………………… 38

三、内伤三阴王好古 ………………………………………………… 39

四、内伤分治罗天益 …………………………………………… 40

五、以平为期朱震亨 …………………………………………… 41

六、刚柔并济汪石山 …………………………………………… 43

七、善补虚损薛立斋 …………………………………………… 44

八、细述补脾周慎斋 …………………………………………… 45

九、阳主阴随孙一奎 …………………………………………… 47

十、首论脾阴缪希雍 …………………………………………… 48

十一、善论脾肾李中梓 ………………………………………… 49

十二、湿热分治薛生白 ………………………………………… 51

十三、胃喜柔润叶天士 ………………………………………… 52

第五章　补土相关方药阐述 ……………………………… 56

一、古籍经方 …………………………………………………… 56

二、现代名方 …………………………………………………… 91

三、中成药 ……………………………………………………… 103

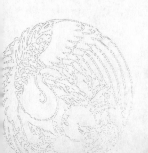

第一章　补土理论产生的文化背景

补土理论中的"土"字，乃中土脾胃之代指，取自于其五行属性。《黄帝内经》云："土者，生万物而法天地"，已然赋予了"土"这一象征极高的地位。诸脏腑中独重"补土"，自然与其五行属性特点密不可分。从五行角度分析人体活动，乃中医学独有，亦源自中国哲学文化所带来的深厚影响。因此若论"补土"一说产生的背景，自然与传统文化中重视"中土"的理念密不可分。

一、儒家对于土的认识

孙思邈在《备急千金要方·大医习业》[1]中言："《周易》六壬，并须精熟，如此乃得为大医。"作为儒家"群经之首"的《周易》，便有着关于"土"的充分论述。《尚书大传》[2]言，"地者，成万物者也"。"天一生水，地二生火，天三生木，地四生金。地六成水，天七成火，地八成木，天九成金，天五生土"，在河图中，便有着生数、成数之说，生数为先天，先天主气，成数为后天，后天主运。五行五运以成数为用，六气则从生数而出。

（一）河图洛书之"五"

《易经·系辞上传》[3]言："是故天生神物，圣人则之；天地变化，圣人效之。天垂象，见吉凶，圣人象之。河出图，洛出书，圣人则之。"河图中一、二、三、四、五均为生数，而五居中央，各生数都与中五相加而为成数，所以五既是生数又是成数[4]。五为万物之母，它标志着生命的长养阶段，五行中，土与五相对，土为中轴，为生克循环中不可缺少的环节[5]。

洛书口诀：戴九履一，左三右七，二四为肩，六八为足，五居中央。洛书中，五亦居于中央，故其余成数皆必加五乃成。洛书配八卦，独中五无卦与其相配，形成"中五立极"[6]。在河图、洛书两图中（图1-1，图1-2），河图右转（顺时针旋转）表示的是五行相生的关系，洛书左转（逆时针旋转）表示的是五行相克的关系。两者均不是规则的环形，但均在运转过程中绕弯而经过中央的土，这说明土虽居中央，却是五行相生相克程序中必不可少的环节。根据这样的认识，河图与洛书在表示空间与时间概念的同时，也表示出在空间与时间框架之内物质的相互作用，以及在物质相互作用过程中"土"的核心地位[7]。

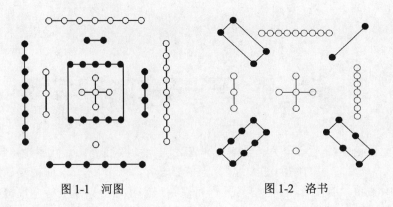

图 1-1　河图　　　　　　　　　　　图 1-2　洛书

（二）卦象中对于土的解读

《易传·说卦传》曰："坤也者，地也，万物皆致养焉。"《易经·坤卦·象》曰："至哉坤元，万物资生，乃顺承天，坤厚载物，德合无疆，含弘光大，品物咸亨。"《易传·说卦传》言："天地定位，山泽通气，雷风相薄，水火不相射，八卦相错"，"雷以动之，风以散之，雨以润之，日以煊之，艮以止之，兑以说之，乾以君之，坤以藏之"。古人认识到这些自然现象的发生是一种自然的动力在发挥作用，形成了风雷雨雪，这种自然动力就是大气在天地间升降出入的结果。自然界的气化运动，以坤土为枢轴，万物以坤土为载体，故曰"坤以藏之"。八卦中坤卦代表土象，其体博大，势有高下，山重水复，迂回曲折，故《易经》曰："地势坤，君子以厚德载物。"[8]后世医家（如许叔微、李中梓、朱丹溪等）论土，多言"脾（胃）具坤土之德"，可见中土的哲学内涵为后世医理医论所沿用并得到发展。

在先天八卦（图 1-3）中，乾卦代表天，坤卦代表地，天覆地载，大则表示天阳与地阴的运行交合产生万物的自然规律，小则表示人的来源。乾、坤两卦也可以说明大自然的本来面目就是乾天虽在上，而始终必交于坤地；坤地虽在下，而始终必交于乾天，以定其下交上跻之理[9]。而后天八卦（图 1-4）的流转，则反映了万物春生、夏长、秋收、冬藏的规律，每周天 360 日有奇，坤为万物之致养，

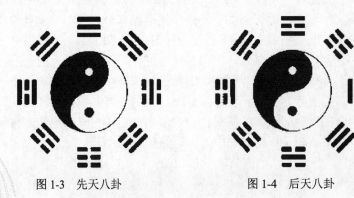

图 1-3　先天八卦　　　　　　　　　　图 1-4　后天八卦

土气旺而生万物，即坤卦为土，能役万物之象。清代医家喻嘉言在《尚论篇》序中言："颛顼命南正重为司天，以属神，北正黎为司地，以属为民，绝地天通……"阐释了民以地为生的思想。

二、佛家对于土的认识一隅

佛教理论认为，万物皆由四大构成——地、水、火、风，《大智度论》提到根本四病为风、热、冷、杂。因四大在人身内互为伤损，每一大中有 101 种病生起，共 404 种病。风大增长时气起致病，火大增长时热起致病，水大增长时寒起致病，土大增长时力起致病。土属身，水属口，火属眼，风属耳。水大和风大所起的病大多是冷病，所以人身中有 202 种冷病。火大和地大生起的病为热病，所以人身中有 202 种热病。其中地大为坚相，火大为热相[10]。《大正藏》十六卷《金光明最胜王经》卷五称："地水火风共成身，随彼因缘招异果，同在一处相违害，如四毒蛇共一箧。"佛经中还有三大、五大、六大、七大之说，中医学多采用四大说，可能四大与中国哲学中的五行相类似，都是世界物质现象的抽象反应[11]。

（一）心净佛土净的自然观

佛家强调一切法由心想生，心净即佛土净。《观无量寿经义疏·一卷》[12]言："心净即佛土净，佛土者只由心，心垢故佛土垢，心净佛土净，百万品心故有百万品净土，佛心第一净故佛土第一净。"心是身主，但能一心修持三昧则众病自销，故道心坚固则身得强健。简而言之，如为病故迷失本心，又鱼肉辛酒非时无度或恣情五欲，善心都尽恶业炽盛，起上、中、下罪，不知惜身养命，必然招致百病丛生。若人自念此病困苦，皆由往日不善所致。深生惭愧不敢为非，虽因困厄而善心无改，起上、中、下善，则易病除身壮、身心清凉。如何达到"净土"的境界，可从"土"的角度来看。

（二）由"因"的角度论"土"

出生义：我们这一念心就好像土一样，它能生长一切五谷杂粮、金银财宝，所有金矿、银矿等都在"土"当中。修行要从净心开始做起，心净即佛土净，是谓真净土。

不动义：强盗、小偷在地上往来，土也不怨叹；佛菩萨在土上走过，土也不会高兴，这就是不动故。所谓"不动义"，指的是与外境接触，心也要不动。所以要先从静中养成，然后在动中磨练，最终达到动静一如的境界，即是真正的不动义，心与身就能达到完全一致及和谐的状态。

负荷义：桥梁、道路，乃至于城市聚落，都营建在土地上。无论放多重的东西，都不会排斥与反弹，因为它有负荷载重的能力。

（三）由"果"的角度论"土"

净土分为四种：凡圣同居土，方便有余土，实报庄严土，常寂光土[13]。凡圣同居土，指无论是凡夫还是贤人，只要认真修行都可以带业往生的地方；方便有余土，指必须消业方可往生；实报庄严土，指真正发菩萨心才能生到的地方；常寂光土，指证入色空一如、境智双融的成佛境界。

（四）"地藏"之地

《地藏菩萨本愿经·地神护法品第十一》言："佛告坚牢地神，汝大神力，诸神少及。何以故，阎浮土地，悉蒙汝护，乃至草木砂石，稻麻竹苇，谷米宝贝，从地而有，皆因汝力。又当称扬地藏菩萨利益之事……百千倍于常分地神。""地藏菩萨"之"地"，有大地之意，有住持一切法、生长一切法的意思，一切树木花卉都依大地来生长，大地可荷负一切，忍辱负重，代表保护、护念一切众生。"地藏菩萨"之"藏"，有含摄意，大地藏着一切金银七宝，菩萨的心地也含摄着世出世间一切善法。

三、道家对于土的认识

道学专著《周易参同契》[14]中，便多次提到土的重要性，如"土王四季，罗络始终。青赤黑白，各居一方。皆禀中宫，戊己之功"，"黄土金之父，流珠水之子。水以土为鬼，土镇水不起……水盛火消灭，俱死归厚土……土游于四季，守界定规矩"。道家以修身为要，也有很多的修持方法，其中最重要的修法之一便是"住意"，将"意"守住在"中宫"，"中宫"就是真意，也称作真土，可见道家已将顾护中土作为修身养性的方法之一。又如，《周易参同契·四象归土章》云："丹砂木精，得金乃并，金水合处，木火为侣。四者混沌，列为龙虎，龙阳数奇，虎阴数偶。肝青为父，肺白为母，肾黑为子，心赤为女，脾黄为祖，子午为始。三物一家，都归戊己。"

刘沅在《槐轩全书·引蒙》[15]中提到："五行一阴阳也。金母木公，寄于水火，而土握其枢。真意，土也。二五之精，妙合而凝……五行只是一阴一阳之所变化。坎离虽仅水火，而离中有木液，是为木公。坎中有金精，是为金母。金木者，水火之性情所本也。至于土胎中气，惟戊己为中央之土。坎纳戊土，离纳己土。坎离之变，必赖中土。中土者何，人身真意是也。一私不杂，返回虚静，即是戊己会合，坎离交媾，而三家既合，一元之气自生。五者土数也。"这里指出人身坎离之阴阳衍生化生五行，而中土则是"坎离之变"的基础，也是人身之真意。《船山遗书》言："命天阍其开关兮，排阊阖而望予。召丰隆使先导兮，问太微之所居。"王夫之释云：老子曰，天门开阖，谓心意识也。望予，内视也。太微，在紫微之南，天市之北，中宫也，为戊己土。乃水火金木之枢，故谓之"黄婆"。铃魂映魄，专气存神，皆以此之开阖为用，故谓之"媒"。召丰隆先导，收气以内求心也[16]。此处又喻中土为"黄婆"、"媒"，因戊己之土（中土）为其余四脏之枢，气机运行、神之所存均以其为开阖之用，中土在道家重要思想中的地位可见一斑。

四、补土学说与佛儒道

欲研究中医学之土及补土，对于土之内涵与底蕴，应该有着足够的重视。无论是佛家、儒家、道家，对于土都有着诸多的阐释和论述，从不同的文化角度和层面加深对土的认识，有利于深入研究补土。中土如枢，对于万事万物的运转起到启阖承载之作用，正因为土的广袤包容特性，很多医家在临证治疗中，往往以土为切入点，使得错综复杂的临床难题抽丝剥茧，迎刃而解。

总而言之，佛家之土，从某个角度而言，为构成世间万物之基本元素之一；儒家之土，从中华文化之源——河图洛书看起，为事物运转、变通之枢纽；道家之土，则为修身养性、强身健体之重要部位和功能，意守中宫，便可延年益寿。佛儒道的经典阐释，使我们从道的层面上认识了土。而中医学的土，则从法、术的层面上进行了更为深刻、丰富的论述，在《黄帝内经》、《难经》、《伤寒论》等中医经典的论述中，我们可以从病因病机、运气特点、理法治则、遣方用药的角度更好地认识中土，使得补土理论有源有流，更为翔实、具体。

参 考 文 献

[1] 孙思邈. 备急千金要方[M]. 陈琛, 校注. 长春：时代文艺出版社, 2008：1

[2] 郑玄, 王闿运. 尚书大传[M]. 台北：商务印书馆, 1945：75

[3] 邹学熹. 易学易经教材六种[M]. 北京：中医古籍出版社, 2009：274

[4] 顾植山. 六经探源[J]. 安徽中医学院学报, 1991, 10（3）：2-5

[5] 冯兴志, 杨涛, 何新慧. 河图洛书重视"中土"思想探析[J]. 吉林中医药, 2011, 31（1）：3-5

[6] 顾植山. 易学模式对《内经》理论体系形成的影响[J]. 南京中医学院学报, 1991, 7（4）：196-197

[7] 王永宽. 论河图洛书的哲学思维[J]. 河南教育学院学报：哲学社会科学版, 2007, 26（5）：101-107

[8] 赵文举. 试论《周易·坤卦》与脾胃学说[J]. 国医论坛, 1988（1）：17-18

[9] 吕英. 气一元论与中医临床[M]. 太原：山西科学技术出版社, 2012：84

[10] 良石, 袁婉楠. 佛教与健康[M]. 哈尔滨：黑龙江科学技术出版社, 2007：16

[11] 薛公忱. 儒道佛与中医药学[M]. 北京：中国书店, 2002：564

[12] 卍续藏经：中国撰述：大小乘释经部（第 32 册）[M]. 台北：新文丰出版公司, 1995：676

[13] 吴丽鑫. 佛医学与中医学养生观的比较研究[D]. 济南：山东中医药大学, 2011：15-16

[14] 魏伯阳, 仇兆鳌. 古本周易参同契集注[M]. 上海：上海古籍出版社, 1989：169-173

[15] 刘沅. 槐轩全书（十）[M]. 成都：四川出版集团巴蜀书社, 2006：3704

[16] 吴家骏. 王夫之与传统养生术[J]. 云南中医学院学报, 1984, 3：38-43

第二章 补土理论发展历程

一、先秦时期起：补土理论之萌芽

从先秦时期起至汉代，乃是中医经典理论基本形成及奠基的阶段，在此时期补土理论也初显苗头。秦汉时期最有学术代表性的著作当为中医四大经典之《黄帝内经》及《难经》，从中可窥见补土学术思想之发源。

（一）《黄帝内经》对于补土的相关论述

就中医学而言，中土与脾胃关系最为密切，作为其理论基础之经典著作，《黄帝内经》从生理功能、病因病机、疾病表现、治法治则、疾病转归、养生保健等角度对中土的论述甚为详尽[1]。

1. 生理功能

（1）土为中轴 《素问·太阴阳明论》言："脾者土也，治中央，常以四时长四脏，各十八日寄治，不得独主于时也。脾脏者，常著胃土之精也，土者生万物而法天地，故上下至头足，不得主时也。"脾胃具坤土之德，其独特的生理位置及功能决定了土在藏象中的"中轴"作用。春升，夏长，秋收，冬藏，在季节的更迭中，无不以土的斡旋功能使得他脏得以顺利行使功能。土旺四季，故补土派代表人物李东垣在其学术思想中，尤为重视顾护中土，并提出"内伤脾胃，百病由生"的学术观点，从中土入手调理人体的"四季"是东垣重要的组方理念之一。《素问·玉机真脏论》言："脾脉者土也，孤脏以灌四傍者也。"孤脏，指土为万物之母，以其位尊独而称"孤脏"，又指脾脏居中央而不主时，寄旺于四季，以其主水谷之化源滋润濡养肝、心、肺、肾而谓之"孤脏"[2]。国医大师路志正体悟自己 70 余年从医历程，提出"持中央、运四旁、怡情志、调升降、顾润燥、纳化常"的调理脾胃的学术思想[3]，其中"运四旁"便是对"孤脏以灌四傍"的灵活运用。在《素问·灵兰秘典论》中，脾胃被称为"仓廪之官，五味出焉"。《素问·刺法论》中言"脾为谏议之官，知周出焉"、"胃为仓廪之官，五味出焉"，"仓廪"意为全身营养的根本，其具体含义可以概括为气血之源，五脏之本，气机之枢[4]；而"谏议之官"的职责则是纠正君主的错误，使其心智神明，知周万物，道济天下，使天下太平[5]。临证中诸如小建中汤、归脾汤等方剂，就是通过健运中土从而起到治疗心系疾病的作用。

（2）气机升降　《素问·六微旨大论》言，"出入废则神机化灭，升降息则气立孤危。故非出入，则无以生长壮老已；非升降，则无以生长化收藏。是以升降出入，无器不有"，"气之升降，天地之更用也……升已而降，降者谓天；降已而升，升者谓地。天气下降，气流于地，地气上升，升者谓地。天气下降，气流于地；地气上升，气腾于天，故高下相召，升降相因，而变作矣"。可见气机升降学说，从动态变化上阐述了人体的结构与功能、物质和能量之间的关系，是机体生理活动、病理变化的基本表现形式[6]。而中土为气机升降的枢纽，《素问·经脉别论》中提到"饮入于胃，游溢精气，上输于脾。脾气散精，上归于肺，通调水道，下输膀胱"，这段话论述了津液在人体内的代谢途径，涉及胃、脾、肺、三焦、膀胱及肾等脏腑共同的参与，而中土则是整个过程的枢机，己土左升，戊土右降，人体气机方得协调运作。

气机升降理论也是补土理论的重要内容之一。气机升降运动在正常的生理活动中，虽然与各脏腑皆有关系，但升降之枢纽在于脾胃。人身心肺在上，行营卫而光泽于外；肝肾在下，养筋骨而强壮于内；又须脾胃在中，传化精微以溉四旁[6]（图 2-1）。正是因为中土的斡旋功能，人体方可实现"清阳出上窍，浊阴出下窍，清阳发腠理，浊阴走五脏，清阳实四肢，浊阴归六腑"的生理功能。肝之升发，肺之肃降，心火之下行，肾水之上升，其升降均需要脾胃的配合，升则赖脾之左旋，降则赖胃土之右旋也，中土之于协调

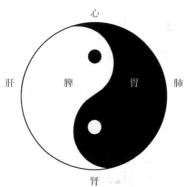

图 2-1　《黄帝内经》脏腑图

其他四脏之气权衡，起到了重要的作用[7]。同时，以中土为轴，通过脏气相互滋生、相互乘侮、气机升降出入等方面使得五脏相关[8]，如《素问·玉机真脏论》曰："五脏相通，移皆有次。"

2. 病因病机

（1）运气角度　《素问·五常政大论》云"土曰备化"，其不及为"卑监"，太过曰"敦阜"。马莳做出释义言"土岁平气，名曰备化，土以化物为德，其化及群品而周备也"，"土气不及，名曰卑监，上于五运为尊，而不及则气之卑者，得以制之也"，"岁土太过，名曰敦阜，土本高厚，而其气尤厚也"。《黄帝内经》中从运气角度对土运之年的疾病发生发展进行了高度的概括，明确了这一类病症的病因病机。后世医家针对此篇对病因病机的论述，拟出相应方剂予以治疗，如清代雷丰针对"土不及曰卑监"而创立的暖培卑监法，方由米炒西潞党、土炒白术、土炒苍术、炮姜、益智仁、白茯苓、煨葛根、水炙甘草、粳米组成。安徽雍履平医生自拟敦阜固精汤（五加皮、白术、山药、石莲肉、金樱子、土茯苓、牛膝、

益母草、鱼腥草、梗通草）治疗肾炎蛋白尿疗效显著[9]。《素问·本病论》言："甲己失守,后三年化成土疫,晚至丁卯,早至丙寅,土疫至也,大小善恶,推其天地,详乎太一。"甲己乃五运六气之土运,甲主少阳相火,己主太阴脾土,所谓"甲己化土",乃少阳三焦相火生太阴脾土也,若甲己失其周行运转之势,谓之"甲己失守",三年后则会发生土疫,其临证表现会出现寒湿所致脾胃内伤的表现。李东垣所遇到的疫病时期为1232年（壬辰年）,民病中土之患,而1229年（己丑年）则出现刚柔失守[10]53,李东垣以治疗中土内伤立论,恰好论证了《黄帝内经》中土疫的发病规律。

中医运气学说是古人认识到自然气候及与之相关的疾病均存在着周期变化规律,因而力图总结和揭示这一规律形成的一门学问。南宋陈无择著《三因极一病证方论》,他根据五运时气民病证治篇,分别五运的太过与不及,拟出运气十六方,以运气为指导遣方用药。清代医家缪问曾对运气十六方加以阐释,如丑未年太阴湿土司天备化汤的阐释如下："丑未之岁,阴专其令,阳气退避,民病腹胀、胕肿、痞逆、拘急,其为寒湿可知。夫寒则太阳之气不行,湿则太阴之气不运,君以附子大热之品通行上下,逐湿祛寒。但阴极则阳为所抑,湿中之火亦能逼血上行,佐以生地凉沸腾之势,并以制辛烈之雄。茯苓、覆盆,一渗一敛。牛膝、木瓜,通利关节。加辛温之生姜,兼疏地黄之腻膈;甘温之甘草,并缓附子之妨阴。谓非有制之师耶?二之气热甚于湿,故加防风走表以散邪,天麻息风以御火。三之气湿甚于热,故加泽泻以利三焦决渎之道。余气并依正方。抑其太过,扶其不及,相时而动,按气以推。非深明于阴阳之递嬗,药饵之功用者,乌足以语于斯!"[10]54 陈无择根据运气制定相关方剂,从此角度看,东垣以中土为切入点就不难理解了。

(2) 致病因素 《素问·至真要大论》言："风气大来,木之胜也,土湿受邪,脾病生焉。"湿邪为中土受邪的主要因素,罹患湿病因素主要有三:一为行于雾露、雨淋水浸、坐卧湿地等外邪入侵;二为过食肥厚,嗜烟酒、冷饮,其蕴积胃肠,郁而化为湿邪;三为脾气虚不能运化,水湿内停,湿从中生[11]。"病机十九条"中亦提及"诸湿肿满,皆属于脾",明代医家李中梓在《内经知要》中言："脾司湿化,又主肌肉,内受湿淫,肌体肿满,故属于脾。"[12]《素问·六微旨大论》言"阳明之上,燥气治之,中见太阴""太阴之上,湿气治之,中见阳明",六气变化到了一定程度,常可向相反的方面转化,湿可以向燥的方面转化,燥也可以向湿的方面转化。燥气有余是燥,燥气不及便是湿;湿气有余是湿,湿气不及便是燥[13]。《伤寒论》中太阴病的寒湿内阻、阳明腑实证中的痞满燥实证便是中土湿寒化与燥化的具体论述。

3. 疾病表现

《素问·六节藏象论》言："脾胃大肠小肠三焦膀胱者,仓廪之本,营之居也,名曰器，能化糟粕，转味而入出者也，其华在唇四白，其充在肌，其味甘，其色黄，此至阴之类，通于土气。"可见中土的外延可涉及多个脏腑，与之相关的纷繁芜杂的临床疾病表现，均可从中土论治。《素问·痿论》言"脾主身之肌肉"，临床中诸如肥胖、狐疝、阳痿、风湿病、痹证、脏器下垂、脱肛、重症肌无力、感染性多发性神经炎、肌炎、关节型过敏性紫癜、子宫下垂、习惯性滑胎、胎位不正、胎动下坠及小儿营养不良症、外科痈疽脓疡等疾病，均可从中土角度切入治疗[14]。脾与胃以膜相连，又影响着他脏他腑的功能活动，故脾胃虚损，大气下陷，延及他脏，国医大师邓铁涛便是依据此理论调中土、注重五脏相关来治疗重症肌无力的[15]。同时，《黄帝内经》中还有因中土受损而病变的大量病症记载，如脾风、疝瘕、胃疸、脾瘅、消渴、风消、息贲、肠澼、飧泄、肉痿、肌痹、胃脘痛等。但临证诊疗过程中，仍应抓住疾病的主要矛盾点，有所侧重，正如《素问·示从容论》言："一人之气，病在一脏也。若言三脏俱行，不在法也。"

4. 治则治法

（1）培土生金法 肺气不足是造成慢性咳嗽、喘促的主要原因，但肺为娇脏，不耐温补，过用温补则易伤肺津，一味清润则更伤肺气，根据《黄帝内经》"虚则补其母"的原则，补肺气多从补脾胃着手，所谓"培土以生金"也。临床上很多慢性阻塞性肺疾病、慢性支气管炎、肺气肿等患者，往往有化不完的痰，此时单纯清降肺金，不能治本，培补中土，则常收事半功倍之效。

（2）培土达木法 肝喜条达而恶抑郁，故治肝多从疏肝行气着手，对于新病、实证者此法可行，但行气者多会耗气，对于久病、虚证者则会损伤正气，而气虚不运，又会加强气机郁滞，从而造成气郁—行气—气虚—气郁的恶性循环，虽然患者症状暂时得解，但会呈现反复难愈之象。脾主升清，使用升阳调畅脾土之法，可以使肝气条达，同时又不会伤及正气，培土可以使"肾肝之阴升"，后世医家张锡纯以此为根据，创培脾舒肝汤，达到了"清升浊降满闷自去，无事专理肝气，而肝气自理"的神奇效果。

（3）补火生土法 脾胃之运化腐熟水谷精微，有赖于心阳之温煦推动，若心阳不振，温煦推动无力，可致脾胃运化失常，出现肢冷、乏力、便溏等症，临床常规诊疗思路常用干姜、附子之属。李东垣认为，心火得健则脾土宜健，从而可助其"干健之运"，其在自创的黄芪补胃汤中加入少量红花入心而助胃，运用之巧妙无出其右。

（4）清心补土法 《素问·至真要大论》曰"诸痛痒疮，皆属于心"，心属火，为阳中之太阳；脾虚不运，久而生痰，心火夹痰，耗伤津液，临床出现心悸心烦、身热面赤、腹胀便秘等症，东垣认为"善治斯疾者，惟在调和脾胃"，但其所拟方药中，除运用健运中焦之参、芪、甘外，还佐入黄连、芍药、红花之清心火之品，拟在清心而健脾，使得心火得降，脾胃健运，而收心脾安和之功。在小儿特应性皮炎、脾胃虚弱性痤疮等皮肤病中，患者一方面心火症状明显，另一方面脾胃虚弱，应用清心补土法可收良效。

（5）脾肾双补法　脾胃为后天之本，气血生化之源，若脾胃亏虚，则气血生化乏源，肾之本体会出现亏虚之象，所谓"穷必及肾"是也；但肾为先天之本，而且《素问·水热穴论》曰"肾者，胃之关也，关门不利，故聚水而从其类也……"，所以对于虚证患者，若注意脾肾双补，则先天之精充，后天之气血旺，正气内存，邪不可干。临证中，肾病综合征、慢性肾炎、慢性肾功能不全，甚至长期血液透析患者，往往脾肾两亏，此时单纯补肾难以奏效，若脾肾双补，使得中土加固，后天生化充足，往往能达到稳定疗效或延缓疾病进展的目的。

5. 疾病转归

李东垣在《脾胃论·脏气法时升降浮沉补泻图说》中从四季、五行、五脏、十二地支角度论述了疾病的预后规律，其实也阐释了人体阳气随季节变化的规律。在冬季，阳气沉潜在下焦，待到冬至一阳生，阳气上升，经过春分，阳气和缓由肝木和缓有序地升发至夏季，此时心火当令，夏至一阴生，阳气由盛转衰，经过秋天的沉降，开始右降，到了秋分，大自然一派肃杀之象，阳气通过肺金肃降的力量降至肾水，周而复行，形成脏器法时升降之图。

《素问·脏气法时论》的主要思想是天人相应，人要顺应四季，人的生理、病理状态都与四季的升降浮沉有关。人体内也有春夏秋冬，人体内的气机同样符合升降浮沉的规律。自然界中春夏秋冬出问题，就会导致气候的异常，人体内的春夏秋冬同样也会出现问题。东垣的"内伤学说"指的是人体正常的四季不能更替，相对应的是心、肝、肺、肾运转的异常。李东垣用五脏来对应四季，以中土作为立足点。自然界的春升、夏浮、秋降、冬沉就发生在大地上，而机体内的大地就是脾土，心、肝、肺、肾功能的正常就相当于四季的更迭。我们将人身体置于四季之中，东垣把五脏当成四季，通过调节五脏的升降浮沉来治病。

肝之疾患，在春季阳气升发不畅或太过，就会患病，木盛克土，故在长夏便会加重，金克木，在秋季就会减轻；心之疾患，为机体阳气最盛之时，为夏季患病，火克金，故在秋季就会加重，冬季水火既济，收浮阳于坎位，所以在冬季减轻；脾之疾患，因不独主时，故脾虚之人，在每个季节更替之时均会患病，这也是补土派重视补土的原因之一；肺之疾患，阳气西沉，在秋季发病，火克金，故在夏季减轻，金克木，在春季加重；肾之疾患，阳气沉潜在北方坎水，在冬季本季发病，土克水，故在长夏加重，水克火，在夏季减轻。在脏气法时阳气运行的基础上看五行生化，就会对疾病的转归情况更加清晰明了。

6. 养生保健

作为《黄帝内经》开篇，《素问·上古天真论》便用大量篇幅论述了养生的方法，"食饮有节，起居有常，不妄作劳，故能形与神俱，而尽终其天年，度百岁乃去"，"恬淡虚无，真气从之，精神内守，病安从来"。中土为化生气血之源，《素问·上古天真论》言"女子……五七，阳明脉衰，面始焦，发始堕"，通过顾护中土来养生保健便显得尤为重要。

(1) 饮食 《灵枢·五味》言："谷始入于胃，其精微者，先出于胃之两焦，以溉五脏，别出两行，营卫之道。"《素问·痹论》云"饮食自倍，肠胃乃伤"，李东垣在《脾胃论》中解释为"饮食自倍，则脾胃之气既伤，而元气亦不能充，而诸疾之所由生也"[16]。现代科学的很多研究结论与《黄帝内经》中的相关论述不谋而合，如糖尿病患者合理控制碳水化合物、蛋白质及脂肪的摄入[17]，代谢综合征患者应控烟、限酒，减少盐、油的摄入[18]，《素问·奇病论》有关于"脾瘅"的记述，"此肥美之所发也，此人必数食甘美而多肥也，肥者令人内热，甘者令人中满，故其气上溢，转为消渴"。《素问·生气通天论》言"膏粱之变，足生大丁，受如持虚"；《素问·通评虚实论》曰"凡治消瘅仆击，偏枯痿厥，气满发逆，甘肥贵人，则膏粱之疾也"。李中梓认为"厚味不节，蓄为灼热，能生大疔"[12]，《素问·脏气法时论》告诉我们"五谷为养，五果为助，五畜为益，五叶为充，气味合而服之，以补益精气"。故合理适度的饮食是远离病邪的重要条件之一，对于饮食的禁忌，《灵枢·五味》言"脾病者，宜食粳米饭，牛肉枣葵"，"脾病禁酸"；《灵枢·九针论》言"病在肉，无食甘"。医圣张仲景对于患者的饮食禁忌亦是格外重视，如桂枝汤方后的"禁生冷，黏滑，肉面，五辛，酒酪，臭恶等物"，酒客不可服用桂枝汤，"以酒客不喜甘故也"，"呕家不可用建中汤，以甜故也"，乌梅丸方后的"禁生冷、滑物、臭食"等，服用十枣汤得快下利后的"糜粥自养"，均示人饮食调养中土的重要性。

(2) 起居 《素问·五常政大论》曰："夫经络以通，血气以从，复其不足，与众齐同，养之和之，静以待时。"《素问·调经论》言："五脏之道，皆出于经隧，以行血气，血气不和，百病乃变化而生。"气血充和，则精神和调，李东垣在《脾胃论》[16]中列出摄养、远欲、省言箴三篇养生方法，"安于淡薄，少思寡欲，省语以养气"，"气乃神之祖，精乃气之子，气者精神之根蒂也……积气以成精，积精以全神"。《灵枢·刺节真邪》言："真气者，所受于天，与谷气并而充身也。"养生防病旨在提高人体的正气，防御外邪入侵，故胃气强，则纳化正常，使"不遗形体有衰，病则无由入其腠理"[19]。李中梓在《内经知要》[12]中论及，"气入身来谓之生，神去离形谓之死，知神气者可以长生……后天者，呼吸往来之气也"，先天之气禀赋于父楯母基，决定与生俱来之体质因素，故调理后天之气、以后天养先天则成为起居养生的重要内容。《素问·阴阳应象大论》与《素问·五运行大论》均提及"思伤脾"，过度思虑则会耗伤气血，加重中土羸弱，故"美其食，乐其服，高下不相慕"是"精神乃治"的必要前提。同时避免劳役也应引以为意，《素问·举痛论》曰"劳则气耗"，李东垣在《脾胃论·脾胃胜衰论》中言"形体

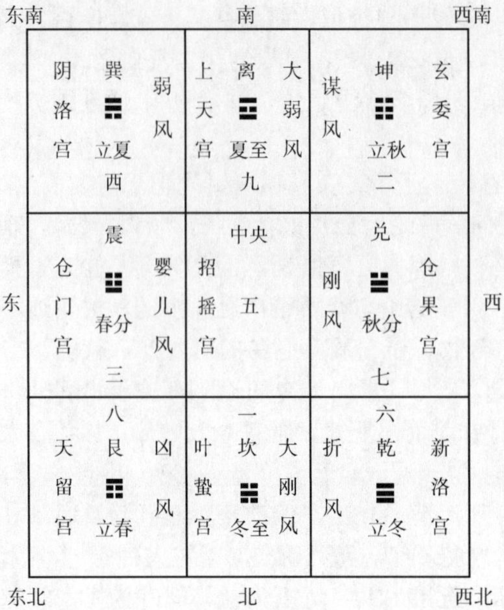

东南　　　　　　　　南　　　　　　　西南

阴洛宫　巽 弱风 立夏 四	上天宫　离 大弱风 夏至 九	谋风　坤 玄委宫 立秋 二
仓门宫　震 婴儿风 春分 三	中央 招摇宫 五	刚风　兑 仓果宫 秋分 七
天留宫　八 艮 凶风 立春	叶蛰宫　一 坎 大刚风 冬至	六 乾 折风 新洛宫 立冬

东北　　　　　　　　北　　　　　　　西北

图 2-2　《灵枢》九宫八风图

劳役则脾病，病脾则怠惰嗜卧，四肢不收，大便泄泻"。此处劳役为形体过度劳累，而适度劳动对养生保健并无害处，如孙思邈于《备急千金要方·道林养性》中云："养生之道，常欲小劳，但莫疲及强所不能堪耳。"

（3）气运　《素问·痿论》言"阳明者，五脏六腑之海"，《素问·灵兰秘典论》言"心者，君主之官"，以脾胃为中心，主要体现其"物质枢纽"之作用，以脾胃为中心的脏腑系统，对气机升降出入的调节，主要是对水谷能量物质之精气及自然之清气的调节；以心为中心，偏向于指意识情志起调节控制的系统[20]。九宫八风图（图 2-2）出自《灵枢·九宫八风》，主要根据九宫的方位，讨论了八方气候变化的情况及对人体的影响，并提出了回避风邪预防疾病的重要性[21]。其中便是以脾胃为枢纽，其居于中心地位。九宫八风图叶蛰之宫 46 日（冬至至大寒末），天留 46 日（立春至惊蛰末），仓门 46 日（春分至谷雨末），阴洛 45 日（立夏至芒种末），上天 46 日（夏至至大暑末），玄委 46 日（立秋至白露末），仓果 46 日（秋分至霜降末），新洛 45 日（立冬至大雪末），共 366 日，土宫居中，不占日数[22]，张介宾释为"太一在中宫之日有变，占在吏"。注曰："中宫属土，王在四维，吏有分任，其象应之，故占在吏。"[23]故四季的更迭，万物的生长化收藏已然需要中土的孕育。《黄帝内经》七篇大论中也从运气角度讨论了中土在四季更迭及在疾病中的表现的概况，虽有学者提出七篇大论为东汉郑玄解《易》之作[24]，但仍为补土学说提供了参考价值。

7. 临床指导作用

（1）治痿独取阳明　《素问·痿论》言："肺主身之皮毛，心主身之血脉，肝主身之肌肉，肾主身之骨髓……五脏因肺热叶焦发为痿。"肺热叶焦则生皮痿，心气热则生脉痿，肝气热则生筋痿，脾气热则生肉痿，肾气热则生骨痿。痿证的成因与五脏有着密切的关系。因阳明经是五脏六腑营养的源泉，阳明在上肢者隶属于大肠，在下肢者归属于胃腑，《灵枢·本输》曰："大肠小肠，皆属于胃。"胃主受纳，腐熟水谷，别称"五脏六腑之海。"《素问·五脏别论》言："胃者，水谷之海……五味入口，藏于胃，以养五脏气。"《素问·玉机真脏论》言："五脏者，皆禀气于胃，胃者，五脏之本也。"五脏以胃为本，胃气的盛衰有无，直接关系到机体生命的存亡，故"治痿独取阳明"是求本之法。阳明经为多气多血之经；胃居中焦，是水谷精微汇聚之处，为人体后天之本，气血生化之源，《素问•五脏生成》言："足受血而能步，掌受血而能握，指受血而能摄。"由此可见，治痿独取阳明使气血生化有源也是滋后天、治本求源的需要。由于痿证的原因甚多，临床表现也不尽相同，病变范围一般不局限于一经一脏。所以在"治痿独取阳明"这一总则之下又提出了"各补其荥而通其俞"的具体治疗原则[25]。成都中医李克淦曾讲述其父李斯炽治疗验案，一患腰背疼痛难以屈伸，诸医投独活寄生汤、羌活胜湿汤、小续命汤之类无效，愈服愈剧，且日趋佝偻，身躇难伸整日疼痛不休，李斯炽认为此属寒痹，寒痹不解，内著于骨，骨痹不解，复感于邪，已内舍于肾矣。《素问•痹论》言肾痹尻以代踵，脊以代头，颇似，乃取《类证治裁》安肾丸方意，以温肾壮阳为主，加减调治。时过月余，毫无效验，症状有增无减。李斯炽遂问其师董樨菴，董告其曰"治痿独取阳明"。李始悟及《素问•痿论》中言"肾气热，则腰脊不举，骨枯而髓减，发为骨痿"一段。其佝偻身躇，非腰脊不举为痿而非痹，是热而非寒，热以寒治，滥用温燥，消铄精髓，使骨更枯而髓更减，安得不日益加重！然对于肾热骨枯之骨痿，何不取少阴而独取阳明？仍感不解，董告曰："《内经》中早已言明，阳明者五脏六腑之海，主润宗筋，宗筋主束骨而利机关也。"退而再思，知阳明乃五脏六腑之大源、阳明得养，五脏六腑均得受益，筋骨关节自能荣润之理。遂以大剂益胃汤加减，不数剂而腰脊疼痛大减，但仍未瘥。又思此等筋骨痿废之证，益胃固属滋其本源，但总感源远而效迟。肝主筋，肾主骨，如仿益胃汤意加入养育肝肾柔润筋骨之品，标本兼治，当冀其取效稍速。乃于原方中加入女贞子、旱莲草、玄参、白芍以养肝肾之阴，而加强荣润筋骨之力，并以黄柏坚阴撤热，桑枝柔润通利。不数剂即感腰脊部位有活动之势，愈服愈感灵便，终致腰脊直伸，俯仰自如，欣然返回原籍[26]。

　　《黄帝内经》时代的中国，是一个以农桑为主的封建帝制国家。在农事耕作中，农作物及庄稼都必须以土为载体，才能完成其生长化收藏的生命过程，并逐渐形成"万物土中生"、"土化生万物"、"万物无土不成"、"万物之中皆有土气"等认知理念。五行哲学思想亦认为，土居中央，主司万物，对水、火、木、金四行的运动变化起着重要的主导、支配作用。《黄帝内经》从时间和空间层面运用时空一体的整体观念来认知脾的核心主导地位这一重要生理特性，而这种认识完全不同于西方医学所采用的时空分离的还原论思想来认知生命[27]。

　　（2）九窍不通　　《素问•玉机真脏论》言"脾为孤脏……其不及，则令九窍不通"，《素问•通评虚实论》提出"头痛耳鸣，九窍不利，肠胃之所生也"，即言头面诸窍，必须依赖脾气的充足才能发挥正常功能[28]。《灵枢•口问》言："耳者，宗脉之所聚也，故胃中空则宗脉虚，虚则下溜，脉有所竭者，故耳鸣。"此处宗气指脾气，脾主运化，脾气旺盛，则耳得濡养而聪敏，若脾气虚弱，不能生化气血上奉于耳，则耳窍不利，鸣聋俱作。《素问·阴阳类论》言"喉咽干燥，病在土脾"，脾为气血生化之源，也是津液化生之源，只有脾气健运，才能使水谷精微运化正常，津液充盈，上润咽喉，若脾气虚弱，运化失常，则津液衰少，咽喉失养而为病。因此，培土生金法是治疗咽喉疾病的关键。《灵枢·邪气脏腑病形》指出，"十二经脉，三百六十五络，其血气皆上于面而走空窍……其宗气上出于鼻而为臭"，说明脾气的充足与否，可直接影响鼻的功能，若脾虚清阳不升，则清窍为浊阴盘距而致慢性鼻炎的鼻塞不通，不闻香臭矣，若脾失健运，水湿停聚不化而为鼻窦炎的涕多、鼻息肉的鼻塞等，尚有脾气虚弱不能统血而致的鼻衄，均可以健脾益气治疗为主，酌情配伍他法。《素问·五脏别论》言："夫胃大肠小肠三焦膀胱……故泻而不藏，此受五脏浊气，名曰传化之府，此不能久留，输泻者也。魄门亦为五脏使，水谷不得久藏。"如胃肠通利，则消化系统之"七冲门"开阖有序，水谷入口，津液得生，糟粕得降；则肺之宣降有常，皮肤毛窍开阖有度，以适寒温；则清阳上升，头目清利[29]。九窍者，为五脏之开窍也。五脏者，阴也，五运也；六腑者，阳也，六气也。五运在天，六气在地，阴阳相合，故有"阳在外，阴之使也；阴在内，阳之守也"，胃气先损，六气不能生化，况阴火出土，六气之生化息，不能与五运相应，则阳不为阴使，阴不被阳护，表象于九窍则为不通，不通者因六气不到而五运独留也[30]。

（二）《难经》对于补土的相关论述

1. 理论研究

《难经》以阐述《黄帝内经》为主旨，其学术思想多承《黄帝内经》而又有所发展，在论述以脾胃为枢的脏腑模型方面与《黄帝内经》各有异同。

《难经·四难》云："呼出心与肺，吸入肾与肝，呼吸之间，脾受谷味也，其脉在中。"心肺居于上，脾胃居中，肝肾藏于下，而脾胃则为上、中、下三焦之轴心，肝、肺为三焦之权衡，脏腑各有部位功能，形成气机周流不息运行的整体（图 2-3）。丁锦注释："脉之阴阳，虽在于尺寸，然阴阳之气又在于浮沉，如心肺居上，阳也，呼出必由之；肾肝居下，阴也，吸入必归之；脾受谷味而在中，则呼出吸入无不因之。故诊脉之法，浮取心肺之阳，沉取肾肝之阴，而中应脾胃也。"[31]脾受谷味，其脉在中，包含脉有胃气的意思[32]，此段论述不仅可以从脉学的角度分析理解，同时也可以看出是机体气机升降出入的直观反映。

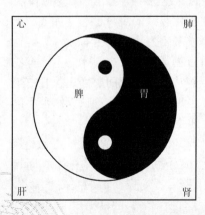

图 2-3 《难经》脏腑气机图

（1）解剖形态　　《难经》发展了脾胃的形态认识，如胃大一尺五寸，径五寸，长二尺六寸，横屈受水谷三斗五升，其中常留谷二斗，水一斗五升。脾重二斤三两，扁广三寸，长五寸，有散膏半斤，主裹血，温五脏，主藏意。（《难经·四十二难》）

七冲门何在？唇为飞门，齿为户门，会厌为吸门，胃为贲门，太仓下口为幽门，大肠小肠为阑门，下极为魄门，故曰七冲门也。（《难经·四十四难》）

（2）疾病论述

1）脾积：五脏之积，各有名乎？……脾之积，名曰痞气，在胃脘，覆大如盘，久不愈，令人四肢不收，发黄疸，饮食不为肌肤，以冬壬癸日得之。何以言之？肝病传脾，脾当传肾，肾以冬适王，王者不受邪，脾复欲还肝，肝不肯受，故留结为积。故知痞气以冬壬癸日得之。（《难经·五十六难》）

2）脾泄胃泄：泄凡有几，其名不同。有胃泄，有脾泄，有大肠泄，有小肠泄，有大瘕泄，名曰后重。胃泄者，饮食不化，色黄；脾泄者，腹胀满，泄注，食即呕吐逆；大肠泄者，食已窘迫，大便色白肠鸣切痛；小肠泄者，溲而便脓血，少腹痛；大瘕泄者，里急后重，数至圊而不能便，茎中痛。此五泄要之法也。（《难经·五十七难》）

（3）未病先防　　《难经·七十七难》言："所谓治未病者，见肝之病，则知肝当传之于脾，故先实其脾气，无令得受肝之邪，故曰治未病焉。"

2. 临证指导

《难经·十四难》言："损其肺者，益其气；损其心者，调其荣卫；损其脾者，调其饮食，适其寒温；损其肝者，缓其中；损其肾者，益其精。"细观其言，就会发现，治疗五损的关键，仍在足阳明胃与胸中宗气，比如说"损其肺者，益其气"，这里说的"益其气"正是指的益胸中之宗气，曰"损其心者，调其荣卫"，荣卫主表，亦为宗气所分，所以调荣卫也，即为调胸中宗气，曰"损其肝者，缓其中"，如何缓中呢？《黄帝内经》曰"肝苦急，急食甘以缓之"，仲景曰"见肝之病，当先实脾"，又曰"厥阴不治，求之阳明"，甘为脾胃之味，实脾为调脾胃，求之阳明也为调脾胃，可见肝损之病，仍以调理脾胃为主，肝主急，脾胃主缓，曰"损其脾者，调其饮食"，此不待言而知为调理脾胃了，又曰"损其肾者，益其精"，如何益其精呢？《黄帝内经》曰"精不足者，补之以味"，此味为何味呢？曰"仍以甘味为主"，为什么这么说呢？因为脾居中央以溉四旁，又能为之（人体）行气于三阴，所以肾精之来源，仍是脾胃，所以还是以调补脾胃为主[33]。

对于"损其脾者"，《难经》主张调其饮食，适其寒温。此处的"调其饮食，适其寒温"主要体现的是注重食补，讲究饮食的类别及方式，让食补与药补相互补充，顺应脾胃的生理特性，使得脾阳升，胃阴滋，谨防脾湿胃燥，共同促进脾胃吸收、消化和转输营养物质等生理功能的恢复[34]。

二、汉代至唐前：补土理论之发展

东汉时期，代表中医发展水平高峰的著作自然是张仲景所作的《伤寒杂病论》，后世又常将其拆分为《伤寒论》及《金匮要略》两书。《伤寒论》中共含有 398 法，收录 113 方，而"保胃气"思想贯穿始终，为补土派的学术发展做出了不可磨灭的贡献，书中所呈现的补土学术观点颇具有其时代代表性。

《伤寒杂病论》关于补土的相关论述如下。

1. 胃气来复而病愈

有胃气则生，故仲景云"少阴负趺阳者，为顺也"。对于恐为除中的患者，仲景以胃气之有无来判断疾病的走势，"食以索饼，不发热者，知胃气尚在，必愈"，因胃气尚存，故疾病可愈。"太阳病，发汗后大汗出，胃中干，烦躁不得眠，欲饮水者，少少与饮之，令胃气和则愈"，"无犯胃气及上二焦，必自愈"，"上焦得通，津液得下，胃气因和，身濈然汗出而解"。五苓散证中的水邪停聚太阳膀胱腑，妇人经期邪热乘虚而入的热入血室，以及三焦气化不通、气机不畅时，应用小柴胡汤和解枢机，从而达到"胃气因和"的效果，汗出而愈。太阴病篇中"至七八日，虽暴烦下利日十余行，必自止，以脾家实，腐秽当去故也"，为脾阳来复，中土恢复正常运化功能，故虽下利，但疾病向愈。

2. 组方不忘运中土

仲景组方，时刻不忘对中土的健运，生姜、炙甘草、大枣既滋脾胃之源，又建中土之运，如桂枝汤类方、小柴胡汤类方、泻心汤类方，在发汗、和解、寒温并用、调节脾胃升降的同时，顾护后天之本；对于水饮停聚胸胁之证，仲景以十枚肥大枣为君，顾护胃气，兼以甘遂、大戟、芫花峻下逐水；对于阳明邪热炽盛，热盛津伤的白虎汤证、白虎加人参汤证，以炙甘草合粳米，养胃和中，不致以白虎辛寒而伤胃气。

3. 攻法亦须保胃气

仲景用承气汤治疗痞、满、燥、实等阳明热结于腑之实证，在通腑泻邪的同时，同样注重顾护胃气，如"可与小承气汤微和胃气，勿令至大泄下"，"得下，余误服"，"若一服谵语止者，更莫复服"，"少与小承气汤，汤入腹中，转矢气者，此有燥屎也，乃可攻之；若不转矢气者，此但初头硬，后必溏，不可攻之，攻之必胀满不能食也"，"腹微满，初头硬，后必溏，不可攻之"。可见仲景对于下法非常慎重，恐泻下峻猛，伤及中土。

4. 饮食调护健中土

仲景十枣汤方后注"糜粥自养",意为服药快利,用糜粥补养正气;桂枝汤证、理中汤证,方后均注明饮热稀粥以助药力,热粥既可补养中土,又可助桂枝汤发汗、理中汤暖中焦,同时在服药禁忌上,桂枝汤、乌梅丸方后均强调禁服生冷、滑物、臭食等物,这是因为这些食物损耗中气,不利于中土功能之恢复。仲景在辨阴阳易差后劳复病脉证并治篇中写道,"病人脉已解,而日暮微烦,以病新差,人强与谷,脾胃气尚弱,不能消谷,故令微烦,损谷则愈",此时患者烦躁,乃脾胃气弱,运化能力减弱,不须服药,只要节制饮食,便可恢复中土功能,烦躁自愈。

三、唐宋金元时期:补土理论之鼎盛

(一)唐代

唐代孙思邈在其著作《备急千金要方·道林养性》中曾言:"是以善养性者,先饥而食,先渴而饮;食欲数而少,不欲顿而多,则难消也。常欲令如饱中饥,饥中饱耳。盖饱则伤肺,饥则伤气,咸则伤筋,酸则伤骨,故每学淡食,食当熟嚼,使米脂入腹,勿使酒脂入肠。"从养生角度论述了常人脾胃养性的方法,包括餐前情绪、食量、食法、饮食禁忌等,这也是唐代饮食卫生学见解的浓缩体现,为健脾养性的有得之言。在养生方面,孙氏所论与李东垣《脾胃论》中"脾胃将理法、摄养、远欲、省言箴"等内容已有相近之处,是关于脾胃养生的较早记载。

同时,孙思邈尊崇仲景学术思想,在仲景"病皆与方相应者,乃服之"的启示下,遵循仲景方证的相应原则,对《伤寒论》通过"方证同条,比类相附"这种以方类证的方式[35],将与同一处方相关的条文汇集在一起,对于脾胃病证诸方证进行总结,能使学者明晰治疗脾胃病证诸方的适用范围,更好地将治脾胃病证诸方用于临床。如承气汤类方,是临证中通下胃腑结实的主要方剂,在《千金翼方·伤寒上·太阳病用承气汤法》中,孙氏总结太阳病篇中承气汤适用方证为九证、四方。认为太阳病"不恶寒,但热者","阴微者"(阳盛阴微),"过经而谵语"、"小便利,大便反坚"者,"心下温温欲吐,而胸中痛,大便反溏,其腹微满,郁郁微烦,先时自极吐下者","但发潮热,手足汗出,大便难,谵语者","发其汗不解,蒸蒸发热者","腹满者","微烦,小便数,大便因坚"等八种情况可以对证选用大承气汤、小承气汤和调胃承气汤;而若"热结膀胱,其人如狂"、"少腹急结",则宜桃核承气汤。

在专病论治上,孙思邈在论述消渴病时,认为消渴病"小便多于所饮"的机制是"由热中所致",内热消谷,"食物皆消作小便也"。这一论断不仅与现在的"阴津亏损,燥热偏盛"的观点相同,而且为后世的消渴病饮食控制疗法提供了理论

依据。他指出"此病由虚热所致，治法可长服瓜蒌汁以除热"。在对消渴病程的四段论述中，第一段以脾胃为主，"食乃兼倍于常而不为气力"、"由虚热所致"的消渴，即以胃热为主、多食症状较为突出的中消。治法为"泄热止渴"、"除肠胃热实"，方剂有茯神汤、猪肚圆等。其余三段论述则侧重于肾气[36]。

在用药方面，孙思邈擅用风药，在《备急千金要方》中治疗心病的方药中风药的用药频数居第三位；在胸痹心痛方中发散风寒药也居第三位[37]。他认为风邪是惊悸的主要致病因素，这种认识源于《诸病源候论》，该书曰："风邪惊悸者，是风乘于心故也"、"若虚损，则心神虚弱，致风邪乘虚干之，故惊而悸动不定也"。《备急千金要方》卷十四中"风虚惊悸第六"载方23首，使用风药18首。第一首治心气虚、惊悸善忘、不进食，补心方远志汤中除了运用人参、黄芪、茯苓、干姜、当归、麦冬、五味子、大枣、甘草等补益之品外，配伍了桂枝、防风、羌活、川芎四味风药。其大小镇心丸、散诸方中无一例外均使用桂枝、防风、细辛、羌活、秦艽一类风药[38]。孙思邈善于以风药与健脾益气药物配伍用于各种气虚病证，如治少气口苦、身体无泽的补胃汤（柏子仁、防风、细辛、桂心、橘皮、川芎、吴茱萸、人参、甘草），以防风、细辛等风药与人参配伍；治心气虚、惊悸喜忘、不进食的补心方远志汤（远志、黄芪、铁精、干姜、桂心、人参、防风、当归、川芎、紫石英、茯苓、茯神、独活、甘草、五味子、半夏、麦冬、大枣），亦以防风、独活等风药与黄芪、人参、茯苓、大枣等配伍；治胃虚寒、身枯绝、诸骨节皆痛的人参散（人参、甘草、细辛、麦冬、桂心、当归、干姜、远志、吴茱萸、川椒），以细辛、桂心与人参配伍。又如治脚气的风引独活汤、脚痹独活汤，治虚热翕翕然之五补丸等均属此类。李东垣擅用风药，源于张元素补脾胃佐风药的经验，实际上早在《备急千金要方》、《千金翼方》中已有多处运用，张元素学术思想应当也受到孙思邈影响。

（二）宋代

至宋代，补土学说在专科理论方面也得到了一定发展。如宋代著名儿科专家钱乙便提出了重视脾胃升降功能的治疗观念，治脾病尤重升举清阳，治胃病重视沉降逆气。李东垣在治学过程中，对钱乙之学也很推崇，认为在从脾胃角度灵活用药上，"钱仲阳医小儿深得此理"[16]94。钱乙的七味白术散（人参、茯苓、白术、甘草、藿香叶、木香、葛根）用来治疗脾胃虚弱、清阳不升引起的呕吐泄泻，频作不止、烦渴欲饮[39]，"治脾胃久虚，呕吐泄泻，频作不止，精液枯竭，烦渴躁，但欲饮水，乳食不进，羸瘦困劣，因而失治，变成惊痫。不论阴阳虚实，并宜服"，效如桴鼓，也是广为后世医家应用的名方。

在调治小儿脾胃病方面，钱乙有运脾生津法（七味白术散）、甘温退热法（七味白术散）、健脾燥湿法（补脾散）、扶脾养胃法（藿香散）、温中和胃法（温中丸）、温中通下法（消积丸）、清化湿热法（泻黄散）、清泻里热法（大黄丸）、调和肠胃法（白附子、香连丸）、暖土息风法（益黄散）、培土生金法（益黄散）等[40]。

1. 胃阴虚

明清医家多有胃阴虚之论述，而钱乙在《小儿药证直诀》中便有论述，藿香散"治脾胃虚有热，面赤呕吐，涎嗽及转过度者"。藿香散组成：麦门冬去心，焙，半夏曲，甘草炙，各半两，藿香叶一两。上为末。每服五分至一钱，水一盏半，煎七分，食前温服。此方与仲景麦门冬汤相类似，为麦门冬汤去人参、大枣、粳米，加藿香叶，加以调整剂量。麦门冬汤为治疗"火逆上气、咽喉不利"之方，为补土生金治法代表方剂，临证可见口干、口中缺少津液，夜间为甚等见证，方中用甘草、大枣、粳米补胃津以解除上呼吸道症状。钱乙之藿香散，因胃阴不足，虚热内生，热郁于胃，气失和降而上逆，可见呕吐痰嗽，虚热循经上传而见面赤[41]。不用大枣、粳米恐敛邪不出，同时借藿香叶芳香化浊之力醒脾助运，从而益胃阴而止胃逆。

2. 脾胃伏热

泻黄散为治疗脾胃伏热的代表方，方由藿香叶、山栀子、石膏、甘草、防风组成，用于脾气壅滞，气机不畅，郁而化热。足太阴脾经上连舌本，散舌下，脾经有热，即会出现弄舌之象，《小儿药证直诀》中描述弄舌表现为"舌络微紧，时时舒舌"。泻黄散以石膏清脾胃蕴热，脾热上扰心神而见心烦，故用少量栀子以清心，脾气呆滞而用藿香叶醒脾以振其生机。甘草补益脾土，防风其味辛、甘，可入肺、脾经，辛以行散脾胃壅滞之气，甘味入脾又可补益脾气，防风配甘草，补而不滞，以复脾胃运化职能。纵观此方，泻脾而不伤脾。

（三）金元时期

金元时期对中医理论体系影响最大的当属金元四大家——刘完素、张子和、李东垣、朱丹溪。其中李东垣被称为补土流派"开山祖师"，自这一时期开始，"补土"开始成为一个相对独立的学术分支。

1. 李东垣学术体系

李东垣既继承了《黄帝内经》和张仲景的脾胃和建中理论，又有所发扬[42]，他也被后世奉为补土流派的代表人物，他的学术思想被历代医家所研习、运用。补土流派治疗的着眼点在于恢复中土升降的功能，治疗手段未必用"补"，在恢复自身功能的同时，注重与其他脏腑之间的联系。补土思想不仅仅针对于脾胃之脏，更注重于其象，只要脾胃升降功能得以恢复，则其余脏腑病证亦会相应好转[43]。

（1）历史背景　公元 1232 年，壬辰改元，李东垣在京师汴梁（今河南开封）亲见战乱围困之后，百姓受病情景，"都人之不受病者万无一二，既病而死者，继踵而不绝"，深感"往者不可追，来者犹可及"[16]301，是时汴梁城被围困三月之久，解围之后，城内百姓十有九病，东垣认为这些病并非伤寒所致，"大抵在围城中，饮食不节及劳役所伤，不待言而知。由其朝饥暮饱、起居不时、寒温失所……"，于是他"以平生己试之效，著《内外伤辨惑论》一篇，推明前哲之余论，历举近世之变故"。故李东垣抓住疫情饥饱失常、劳倦过度的整体病因，从中土立论，形成了补土流派的学术思想，也对补土流派学术思想的繁荣起到了引领作用。

从中医运气学说的角度来讲，公元 1232 年为壬辰年，为寒湿年，寒水司天，湿土在泉，与东垣所处整个时代的大司天相符，再往前推三年是己丑年（1229 年），根据《黄帝内经》"三年化疫"的理论——《素问·刺法论》"又有下位己卯不至，而甲子孤立者，次三年作土疫，其法补泻，一如甲之同罚也"，壬辰年的运气是寒湿，当时的大司天是寒湿，到 1232 年三年化疫，化为大疫——土疫[44]。所以李东垣所遇到的疫病多以脾胃内伤为主，东垣根据这个运气特点，以中土立论治疗，抓住脾胃病机来治疗当时的疫病，就起到了良好的效果[11]73。

（2）学术影响

1）易水学派的影响：李东垣为金代真定人（今河北正定县），因其母病而故，立志学医。其友人砚坚曾详细记述了其学医之经过[16]296-297，"母王氏寝疾，命里中数医拯之，温凉寒热，其说异同，百药备尝，以水济水，竟莫知为何证而毙。君痛悼不知医而失其亲，有愿曰：'若遇良医，当力学以志吾过'"，可见李东垣因失去母亲的悲痛，而立志访名医、参学术，这也是他后来"捐金帛"厚礼拜张元素为师的原因。李东垣师从张元素，随其"学数年，尽得其方法"。李东垣继承且发展了他的学术理论，并逐渐形成了以脾胃为中心的临床治疗风格。故后人有"张洁古、刘守真、张子和、李明之四人著作，医道于是乎中兴"之谓[45]。宋濂在《医家十四经发挥》序中提到："若金之张元素、刘完素、张从正、李杲四家，其立言垂范，殆或庶几者乎。"[46]这些评述都反映了李东垣的学术继承和其历史地位。

李东垣传承了以张元素为代表的易水学派学术思想。张元素作为易水学派的创始人，因其是金代易州人，故人称"易州张氏学"[47]。张元素创新地提出从脏腑寒热虚实以言病机辨证的学说，自此易水学派的脏腑辨证学说形成了系统的理论体系[48]。张元素对于药物的研究，几百年来也一直影响着后世本草学的理论和医家的用药，他主要从药物气味、补泻、归经等方面研究，制方以药物与病机协调为基础并以五行生克为法则。他还创立了脏腑辨证用药、气味厚薄、升降寒热及归经、引经报使等理论，至今仍是本草学中的基本理论。张元素对于六气病机辨证，也是一大特色，如对五运六气的研究，对"病机十九条"的解读，都具独到之处[45]。

2）仲景学说的影响：王纶在《明医杂著》[49]1-2中指出，"外感法仲景，内伤法东垣"，使得在医家范围内，划清了外感、内伤的界限，但仲景学说不只治疗外感，而东垣亦非只治内伤，仲景学说也是东垣学术体系建立的渊源之一。

东垣在充分理解了仲景"四季脾旺不受邪"的论述后，进一步从脾胃的角度探讨内伤诸证的病因、病机，从而创立了新的学说，在其论著《脾胃论》[16]24-27 中，于卷末专门列有"仲景引内经所说脾胃"一篇，篇中除引《黄帝内经》原文，并加以发挥外，又旁引仲景有关论述以资印证。又如李东垣重视气机升降，常以升麻、柴胡、茯苓、泽泻为升降之药，这也是源于对仲景用葛根、柴胡、茯苓升降之意的理解[50]。

学术思想上，李东垣除承袭张仲景外感寒热的观点外，还创造性地提出了内伤的病因病机，在论述内伤发热的过程中，他提出了具有特定含义的"阴火"的问题，正是由于"阴火"的产生，才出现了内伤发热的症状。其论述中提到"心火者，阴火也"，同时又有脾胃气虚而兼见之虚火、阴火为下焦肝肾之相火、包络之火、小肠火、胆火的论述，"阴火"的实质，学界尚有争议，但其存在是公认的。在脾胃与五脏病理上，有着诸多论述，如脾胃的功能失常，通过六腑，影响到五脏。以五行学说为依据，概括了脾胃与其他四脏之间"至而不至"、"所生受病"、"所胜妄行"、"所不胜乘之"这四种病理关系。他认为脾胃元气不足，谷气下流，致气机升降失调，清浊相干，阳气不升反降，浊阴不降反逆上焦，从而出现肠胃及头、心、肺、臂、足的"五乱"病理表现。

脾胃与五脏方面，在脾胃与心病证的论述上，李东垣阐释了气乱于心证、热中证、暑热证、气泻心乱证、火扰心神证等；脾胃与肺的论述上，强调所生受病，肺之脾胃虚，湿热成痿、肺金受邪，气乱于肺；脾胃与肝之病理，论述了所胜妄行之肝木乘脾土和土壅木郁两个方面，心火旺，子令母实，使肝木旺，肝木夹心火之势妄行，脾胃首先受累；土壅木郁方面，因木郁达之，若太阴脾土有形食积，就会使肺失肃降，进一步就会抑遏肝木之气不得升达，故形成木郁；脾胃与肾之病理，有肾之脾胃虚，是指脾胃虚损影响及肾，脾胃积寒，下迫于肾，使肾阳衰困，阳虚四起。

李东垣对脾胃与其他四脏间的病理关系是非常重视的，这也提示补土理论并非只是着眼于中土，而是与其他四脏均有联系。

2. 朱丹溪学术体系

同为"金元四大家"的朱丹溪，其"阳常有余，阴常不足"的学术观点广为学术界熟悉，被后世称为"滋阴派"之代表。但其学术思想也受到了李东垣的影响[51]554。他也非常重视中焦脾胃，临证用药处处突出顾护脾胃的思想[52]。

丹溪在《格致余论·大病不守禁忌论》[53]7 中概括为"夫胃气者，清纯冲和之气，人之所赖以为生者也"；在《格致余论·呃逆论》[53]17 中言"人之阴气，依胃为养"，"言胃弱者，阴弱也，虚之甚也"；在《格致余论·茹淡论》[53]16 中强调饮食清淡，否则易致脾胃为患，如"若谷、菽、菜、果，自然冲和之味，有食人补阴之功"。可见丹溪认为脾胃对于人体生长发育非常重要，在论治上，也要时时注意保护脾胃。

丹溪在《格致余论·养老论》[54]中写道："而况人身之阴难成易亏，六七十后，阴不足以配阳，孤阳几欲飞越，因天生胃气尚尔留连，又藉水谷之阴，故羁縻而定耳……《局方》用燥剂，为劫湿病也，湿得燥则豁然而收。《局方》用暖剂，为劫虚病也。补肾不如补脾，脾得温则易化而食味进，下虽暂虚，亦可少回。"指出只要胃气尚在，脾胃之运化水谷功能尚存，水谷之阴即可维持人身已虚之阴，提示人体之阴可以依靠脾胃运化之水谷而补充，这也是丹溪"补肾不如补脾"理论的理论来源[55]。

丹溪的"相火论"是在李东垣阴火学说的基础上提出来的[56]，其在《格致余论·房中补益论》[53]17中指出："心为火居上，肾为水居下，水能升而火能降，一升一降，无有穷已，故生意存焉。"意即水火升降是维系生命活动的重要保证。若此居于上之心火妄动而不降，则引动肝肾之相火，破坏了水火之正常升降，便产生"相火妄动"之危害，丹溪倡导滋阴火、补肾水的方法，主要是运用黄柏，加减生地、熟地、白芍、知母等药物。

对于脾胃之病，朱丹溪认为宜清养，因胃为水谷之海，多血多气，清和则能受；脾为消化之气，清和则能运。脾胃清和，则"自无以生噎膈、反胃之患"。在《局方发挥》中丹溪也反复强调脾胃不宜辛香燥热，这实际上开创了后世脾胃养阴学说之先河[57]，丹溪调补脾胃的发展是结合其滋阴思想，在调补脾胃时体现清养脾胃，顾护胃气阴精的特点，引起后世医家对"胃阴"的重视[58]。丹溪认为"气有余便是火"，清养脾胃思想注重调畅气机、扶持元气，补阴精必补胃气，脾胃得以清养，方能收养阴之功。至于调畅气机，丹溪在《格致余论·臌胀论》[53]11中指出，"心肺，阳也，居上；肝肾，阴也，居下；脾居中，亦阴也，属土……是脾具坤静之德，而有乾健之运"，故心肺之阳降，肾肝之阴升，全赖脾之运转功能正常，这是丹溪对阴阳升降学说的具体解读。

丹溪承李东垣脾胃思想，但又不拘泥东垣之方，综观《名医类案》中所录的丹溪病案，可发现人参、白术、甘草、黄芪出现频率较高[59]。因"时进参、术等补胃、补血之药，随天令加减，遂得大腑不燥，面色莹洁，虽觉瘦弱，终是无病"[53]3。

3. 刘完素学术体系

刘完素，字守真，后人尊称刘河间，为河间学派的代表，金元四大家之首，其主要学术成就在于阐发运气学说，提出"亢害承制"理论，认为"六气皆从火化，五志过极皆为热病"[60]。刘完素十分重视脾胃，认为脾胃属土，强调胃中润泽；治疗脾胃，燥湿润燥，土气得其平[61]。《素问玄机原病式》中"以药燥去其湿，是谓泻其脾胃土之本也……补阴泻阳、除湿润燥，而土气得其平，是谓补其脾土之本也"[60]。从其学术思想中，不难看出刘完素亦重视脾胃，在调理脾胃方面，以甘凉濡润之法以补阴泻阳，即是对仲景养胃阴思想的继承，也开创了后世养胃阴之先河，为胃阴学说奠定了基础。刘完素言："土为万物之母，水为万物之元，故水土同在于下，而为万物之根本也。地干无水湿之性，则万物根本不润，而枝叶衰矣。《经》言动物神机为根在于中，故食入于胃，而脾为变磨，布化五味以养五脏之气，而营养百骸，固其根本，则胃中水谷润泽而已。亦不可水湿过与不及，犹地之旱涝也，故五脏六腑、四肢百骸，受气皆在脾胃，土湿润而已。"

妇科方面，刘完素非常重视肝、脾、肾在女子生理过程中的重要作用，他在《素问病机气宜保命集·妇人胎产论第二十九》中提及"妇人童幼天癸未行之间，皆属少阴；天癸既行，皆从厥阴论之；天癸已绝，乃属太阴经也。治胎产之病，从厥阴经者，是祖气生化之源也"，这为少女着重补肾、中年着重调肝、绝经期着重健脾提供了理论根据。另外，他强调带下属于湿热为患的机制，治疗上应以健脾利湿化热为则[62]。

4. 张子和学术体系

张子和（公元 1151—1231 年），名从正，字子和，号戴人，强调脾胃病多实证，治疗以攻邪为首务，治疗上主张药物祛邪、食物补虚[63]。

张子和认为月事不来治当抑火培土以壮水之主，使脾土旺则气血生化有源，心火平则经血来。涌吐痰涎，下泄水湿则使"湿水上下皆去，气血自行沸流，月事不为湿所隔，自依期而至"。气血不流，月事不行为水湿之邪所致，所以治当祛水湿以和气活血，而祛水湿亦即为健脾、补土之法[64]。张子和学术特点在于攻法，擅长运用汗、吐、下等方法治疗疾病，看似用法孟浪，实则也是补土之体现。六腑以通为用，以通为补，足阳明胃经顺降，则人体气机运动方可升降相应，若胃经不降，则会出现一些"实热"证，此时运用攻法，中病即止，不补之中，真补存焉。朱丹溪曾在《格致余论》中作《张子和攻击注论》，他认为"阴易乏，阳易亢，攻击宜详审，正气须保护"，对于"攻击"之法，"必其人充实，禀质本壮乃可行也。否则邪去而正气伤，小病必重，重病必死"，其立足点主要在于正气自虚，而邪客之，不同于子和之正气将虚、而攻法除邪以保正气。二者立论各有侧重。

四、明清时期：补土理论之延展

明清时期补土理论的进一步发展主要体现在两个方面：一是温补理论的提出及发展，其代表人物为薛己、张介宾、赵献可、李中梓等。二是脾阴、胃阴学说之完善，代表人物如叶天士、缪希雍。脾阴学说的完善以缪希雍为代表，胃阴学说的完善以叶天士为代表。

（一）温补理论

1. 温补理论启源

一些医家在继承东垣脾胃学说的基础上，由脾及肾，深究阴阳理论，进而探讨肾和命门学说，注重保护人体阳气，从阴阳水火不足的角度探讨并丰富了对脏腑虚损病证的辨证与治疗，建立了以温养补虚为临床特色的治疗虚损病证的系列方法，由此形成了后世所称的"温补学说"。明清的脾胃温补理论乃是承接于东垣的升阳益气学说，在"脏腑相关"学说的影响下，这一时期的学者侧重于从"命门、肾、脾（胃）"之间的关系对补土学说加以诠释及发挥。这其中，孙一奎、赵献可、张景岳是明代命门学说最突出的代表医家，"温补脾胃"理念在他们的著作中已崭露头角。后由著名医家李中梓融合诸家之说，明确提出"肾为先天之本，脾为后天之本"。从先后天两本的角度论治脾胃，成为明清时期补土学说的一大特色。

明代中期主要是"补脾"及"补肾"学说的兴起与交融时期。此期的代表人物薛己是最早提出"温补"理念的医家之一，薛己本人私淑李杲之学，遥承王冰、钱乙之说，注重脾肾而长于温补，为温补学派的先行者。他认为，人体之本原在于脾胃命门主，强调重视真阴真阳的不足，谓"真精合而人生，是人亦借脾土而生"，并引《黄帝内经》理论，"人以脾胃为本，纳五谷，化精液，其清者入荣，土旺四时，善载乎万物，人得土以养百骸，身失土以枯四肢"[65]；重视治病求本，本于四时五脏之根，强调对人体五脏系统整体观的认识，对人体发病本源的把握，注重脾胃与肾中命门的关系。由此启明代温补学派喜用"脾肾双补"法之先驱，也是对补土学说"甘温益气"法的进一步发展。

在方药传承方面，薛己在着重强调命门火衰的同时，亦推崇李东垣的补土理论，善用补中益气汤，并根据病证变化，灵活变通，或汤或丸，或朝服，或晚进，或与六味丸、八味丸交替服用[66]，在其医案中，常用补中益气汤，"胃为五脏之本源，人身之根蒂"，"命门火衰，不能生土，土虚使之然也"。对于脾胃虚损产生的虚火，薛己不同意东垣在补中益气汤的基础上佐用黄柏、知母等苦寒之药以治标，"世以脾虚误为肾虚，辄用黄柏、知母之类，反伤胃中生气，害人多矣"，尤重补火生土[67]，这也是明代对于补土方药的进一步创新及调整。

同时，薛己也将补土理论应用于妇科病的治疗中，拓展了明代补土学说的应用范围。他提出女子之病当以血为本，重视脾胃，并进一步分脏腑治之，突出了调补气血特色[68]。其著作《女科撮要》中，运用补中益气汤遍治妇科经、带、胎、产及历节痛风、流注、血风疮、臁疮、阴疮诸症，从而扩展了本方的应用范围，为补土思想运用的体现。

2. 温补理论成形

明代后期"脾肾学说"得到了进一步发展，开始形成自身的传承脉络。如此期代表医家赵献可便在继承前期几位补土名家学说的基础上，将其理论发展成命门学说，重视先天、后天，以扶正为主。对脾虚证、肾虚证或脾肾两虚证，赵氏多采用脾肾双补的方法，并重于论述两者之间的联系，强调先天与后天间的互通。赵氏认为，先天、后天有机相联，强调脾肾并补，而尤重补肾，"……先天、后天不得截然两分，上焦元阳不足者，下陷于肾中也，当取之至阴之下；下焦真阴不足者，飞越于上部也，焉可不引而归原耶"；《医贯》云"土无定位，随母寄生，故欲补太阴脾土，先补肾中少阳相火，若水谷在釜中，非釜底有火则不熟。补肾者，补肾中火也，须用八味丸，医不达此，而日用人参、白术，非探本之术，盖土之本初原是水也，世谓补肾不如补脾，余谓补脾不如补肾"。赵献可调脾胃用补中益气汤，"以补中益气汤与肾气丸并用，朝服补阳，暮服补阴，互相培养"。重扶正而慎祛邪，为赵氏治疗疾病的总原则[69]。

在明代中期，还有另一分支也对补土理论进行了发挥延展。这一时期所诞生的《石山医案》是汪机门人为当时的著名医家汪石山所编录的专集，其中便提出了"固本培元"这一思想核心。汪机所倡导的"调补气血，固本培元"观点[70]，其源流可上溯到朱丹溪和李东垣的学说。在此理论观点的指导下，他喜于临床上大量运用人参、黄芪以固本培元，并认为参芪气温，又能补阳，而亦补阴[71]，其重视脾胃的这种思想，是对补土理论的进一步发展。《石山医案·病用参芪论》中如此记载："脾胃有伤，非借甘温之剂，乌能补哉？经曰：脾胃喜温而恶寒，参、芪味甘温，宜其为补脾胃之圣药也。脾气无伤，则水谷可入，而营卫有所资，元气有所助，病亦不生，邪亦可除矣。"[72]这其实也源自《黄帝内经》"有胃气则生，无胃气则死"的思想，注重脾胃气血的化生对人体的作用。

另一方面，汪机对《黄帝内经》的营卫气血理论进行了继承与发展，认为用不同的补药，其补益层次亦不同。《营卫论》中有"营卫一气，营兼气血"的观点，故其用药方面，重视脾胃生化气血的作用，认为人参、黄芪功在补气，又可作用于脾胃而补营中之气，"补营之气，即补阴也"，因此汪氏推崇四君子汤[73]。

汪机亦对李东垣与朱丹溪的理论进行了继承与发展。汪氏学术思想的基本原则为"补气"，认为"气虚则诸病尤生"，同时汪机当时所处的环境本身易受丹溪滋阴学说的影响，故在用参芪温补气血之时，临证配药很少用升、柴、羌、防等辛散升发之品，而多与麦冬、白芍等清润之品配伍，从而兼顾了胃之阴，是一种"润补"之法。这种用药风格的变化，也是明代补土学说向温补学说过渡的特点之一。

汪氏一脉的孙一奎乃其再传弟子，其为明代温补学派重要人物，命门动气学说的倡导者，继承发展了新安医学"固本培元"的思想。孙一奎生活于明代，其主要著作有《赤水玄珠》、《医旨绪余》、《孙文垣医案》。他强调用药中正平和，尤其重视脾胃肝肾和气血的调治，擅长运用参、芪，这与补土思想有相通之处。孙一奎认为，五脏六腑，均需要依靠脾胃化生的气血及水谷精微的濡养，才能发挥正常的生理作用，"盖五脏六腑，皆藉脾土以为养"。孙一奎熔"医"、"易"、"理学"等多学科为一炉，用"太极"对命门学说进行阐发。治疗方面，重视益气健脾、温补肾气、先天与后天并重，益气善用人参、黄芪、白术等药物，温补善用炮姜、附子、肉桂、鹿角胶等药物。

3. 温补理论鼎盛

补土理论发展至明末清初时，又诞生了一位有代表性的医家——李中梓，他对后世影响深远的医学观点有"肾为先天本，脾为后天本论"、"乙癸同源论"、"阴阳水火论"等。李中梓继承东垣而重视后天，但用药风格不同于李东垣，治脾不着重于升麻、柴胡；饮食伤者，虚中有实，用枳术丸消而补之；劳倦伤者，属虚，用补中益气汤补之。李中梓认为，先天肾阴、肾阳及后天脾土具有同等重要性，提出脾肾双补，补脾以消为补的思想。他针对"前人治阳虚者，统之以命火，八味丸、十全汤之类，不离桂附者是"的弊端，指出"专补命火者，不如补脾以建其中"，"有形之精血不能速生，无形之真气，所宜急固。此益气之所以急于填精也。回衰甚之火者，有相激之危，续清纯之气者，有冲和之美，此益气之所以妙于益火也。夫气之重于精与火也如此，而脾气又为诸火之原，安得不以脾为统哉"。李中梓极倡温脾之法，认为温补脾胃是补阳的关键。

与李中梓同时期的温补学派医家张景岳也颇受补土学说的影响，但更偏重于从"命门"的角度加以论述。《景岳全书》中指出"命门为精血之海，脾胃为水谷之海，均为五脏六腑之本。然命门为元气之根，为水火之宅，五脏之阴气非此不能滋，五脏之阳气，非此不能发"，足太阴脾之经脉与任脉发于小腹中极穴，通过任脉与胞宫相联系，足阳明胃经与冲脉会于气街，冲脉者起于气冲，并足少阴之经夹脐上行。其温补思想重视脾、肾二脏，脾、肾二脏，一为后天之本，一为先天之本，景岳认为"水谷之海，本赖先天为之主，而精血之海又必赖后天为之资"，先天不足者通过培补脾胃后天，则补天之功亦可居其强，把脾胃水谷与命门精血结合在一起。通过对张景岳的临证治法及所用方药的研究发现，其论治重视脾、肾二脏。治疗脾胃诸疾，如呕哕、吐泻，甚至久泻不止者，制理阴煎、胃关煎等方，俱用熟地为主药，"阴虚而精血俱损，脂膏残薄者，舍熟地何以厚肠胃"。

而温补学派发展至清代，仍处处携带着补土学说的印记。如清代著名的医学家黄元御，别号玉楸子，乃是尊经派的代表人物[66]，黄元御重视扶阳思想，也重视脾土在疾病中的作用。《四圣心源·劳伤解》中云："中气升降，是生阴阳，阴阳二气，上下回周。阴位于下，而下自左升……池气不逆，则阳降而化阴，阳根下潜而不上飞，清气不陷，则阴升而化阳，阴根上秘而不下走，彼此互根，上下环抱，是曰平人。"[74]为对气机升降的认识。《四圣心源·天人解》曰："中气左旋，则为己土；中气右转，则为戊土。戊土为胃，己土为脾。己土上行，阴升而化阳，阳升于左，则为肝，升于上，则为心；戊土下行，阳降而化阴，阴降于右，则为肺，降于下，则为肾。肝属木，而心属火，肺属金，而肾属水。"[74]黄元御重视脾胃中气，脾土主中央，中土阳气旺盛则气血生化有源、脏腑之气上升下和的作用正常。再兼及心、肝、肺、肾四维，可见脾胃功能正常，是燥湿相济，阴阳调和的根本，全身气机运动协调，而其中气健运功能正常，取决于阳气，其理论亦为对补土学说的补充发展。

黄元御认为阳虚土湿为疾病发生的主要原因，《四圣心源·劳伤解》曰："中气旺则戊己转运而土和，中气衰则脾胃湿盛而不运……足太阴脾以湿土主令，足阳明胃从燥金化气，湿为本气而燥为化气，是以燥气不敌湿气之旺。阴易盛而阳易衰，土燥为病者，除阳明伤寒承气证外不多见，一切内外感伤杂病，尽缘土湿也。"[74]脾胃为生气之源，土居中焦，若阳气匮乏不足，则引起气机升降异常，导致疾病的发生。土被湿困是导致阳气衰败的原因。

遣方用药方面，黄元御继承六经辨证观点，其用药无不顾护中土，从气机升降入手进行治疗，善用温补药，补益中土。用药方面常用甘草、人参补益脾气，干姜温补脾阳，茯苓以利水，其书中所载的黄芽汤便为理中汤变化而来，各取伤寒学说及补土所长，也可视为一种学说观点的融合。

（二）脾阴学说

明代以前，医家在临证时虽未对脾胃之阴的论治有系统概述，但许多医家论述已现端倪。仲景重视"保胃气，存津液"；孙思邈谓"五脏不足调于胃"，喜用甘寒多汁之药物以滋养胃阴，提出脾胃之病的治疗大法为"补泻脾胃之本者，燥其湿则为泻，润其燥则为补"，对于阳实阴虚、风热胜其水湿而燥者，当"退风散热，养液润燥，而救其已衰之阴湿"。

脾为阴土，性善升运，喜燥恶湿，故世人多认为只有香燥药方是健脾药。其实，《明医杂著》已经指出了过用香燥的弊端："近世论治脾胃者，不分阴阳气血……所用之药，又皆辛温燥热、助火消阴之剂，遂致胃火益旺，脾阴愈伤"[75]，其后缪希雍在《先醒斋医学广笔记》提出了以"甘寒滋润养阴"的大法，"世人徒知香燥温补为脾虚之法，不知甘寒滋润益阴有益于脾也"，以石斛、木瓜、牛膝、白芍药、酸枣仁酸甘柔润为主，佐以枸杞子、生地黄等甘寒益阴之药，甘平、甘酸、甘淡、甘寒均用，主张用甘平柔润之剂[76]。至清初，脾阴之说更趋完善。吴澄云，"古方理脾健胃，多偏补胃中之阳，而不及脾中之阴。然虚损之人多为阴火所烁，津液不足，筋脉皮骨皆无所养，而精神亦渐羸弱，百症丛生矣"，"理脾阴一法，扶脾即所以保肺，保肺即所以扶脾"，"中气虚弱，咳嗽吐痰，食少泄泻者，中和理阴汤"[77]。而清代名医叶天士更主张脾胃分治，力倡胃阴之说，由此"脾阴"及"胃阴"学说得到进一步的确立和发展。

明代医家周慎斋是较具有代表性的"脾阴说"倡导者，他在《周慎斋遗书》中主张："脾胃一伤，四脏皆无生气，故疾病日多矣。万物从土而生，亦从土而归。"在用药方面，他常用"四君加山药引入脾经，兼补脾阴，再随所兼之症而用之，候脾之气旺，旺则土能生金，金能生水，水升而火降矣"[78]。除了脾阴学说之外，周氏还对补土学说进行了进一步创新，如用五行学说阐释"阴火"病机，认为阴火是由脾胃气虚、气机升降失调、五行生克制化失常而引动肾中元气所致[78-79]。

（三）胃阴学说

"养胃阴"法最早可以追溯到《金匮要略》，该书所记载的麦门冬汤正是养胃阴的代表方。而"胃阴说"较有代表性的医家则为叶天士，叶氏乃清代名医，四大温病学家之一。叶氏认为，"阳土喜柔，偏恶刚燥，若四君、异功等竟是治脾之药。腑宜通即是补，甘濡润，胃气下行亦有效验"，强调治胃不可采用温燥治脾之法，倡导以甘平或甘凉濡润为主的濡养胃阴之法。"救阴不在血，而在津与液"，"所谓胃宜降则和者，非用辛开苦降，亦非苦寒下夺以损胃气，不过甘平或甘凉濡润，以养胃阴则津液来复，使之通降而已矣。此义即宗《内经》所谓六腑者，传化物而不藏，以通为用之理也"[80]。

养胃阴之关键在于滋养胃中之津液，故叶氏用药多取生地、麦冬、玄参、甘蔗浆、梨皮之类主胃津养胃液之品，而少用四物、左归等滋阴血之品。叶天士养胃阴之法，即芳香轻养法、甘柔润补法、酸甘润补法。适宜于胃阴虚、胃汁枯竭之证，症见舌绛咽干、苔少脉数等，常选用乌梅肉、人参、鲜生地、阿胶、麦冬、生白芍等。叶氏擅长清养胃阴以化肺热之法，对于风热犯肺伤津而无痰湿相兼者，常于甘寒之品中加桑叶、杏仁。热邪较重者，选用栀子、黄芩。兼湿阻肺气者，于甘寒之中加入芦根、滑石、薏米。

参 考 文 献

[1] 刘奇，陈延，李秋萍，等. 补土派学术传承发展刍议[J]. 时珍国医国药，2015，26（4）：953-955
[2] 郑洪新. "孤脏"与"孤腑"[J]. 中医函授通讯，1984，4：157
[3] 张华东，黄梦媛，陈祎，等. 路志正"持中央"而"调升降"以治燥痹学术思想浅析[J]. 北京中医药，2010，29（10）：747-748
[4] 吴少祯. 脾胃为仓廪之本的含义探讨[J]. 中国中医基础医学杂志，2002，8（12）：8-9，18
[5] 彭松林，王勇. 浅议"脾主谏议之官"[J]. 河南中医，2010，30（9）：847-848
[6] 李德新. 祖国医学的气机升降学说[J]. 辽宁中医杂志，1980，2：33-35
[7] 刘瑞，花宝金. 调理脾胃法防治肿瘤的理论探讨与实践应用[J]. 中华中医药杂志，2014，29（4）：991-994
[8] 刘小斌，邱仕君，郑洪，等. 邓铁涛"五脏相关"理论研究[J]. 中国中医基础医学杂志，2008，14（1）：20-22
[9] 雍履平. 敦阜固精汤治疗肾炎蛋白尿[J]. 辽宁中医杂志，1990，10：24
[10] 顾植山. 疫病钩沉——从运气学说论疫病的发生规律[M]. 北京：中国医药科技出版社，2003：53-54
[11] 李锡涛，路喜素. 路志正调理脾胃治杂病学术思想[J]. 新中医，1994，6：11-13
[12] 李中梓. 内经知要[M]. 北京：人民卫生出版社，2013：4
[13] 方药中. 黄帝内经素问运气七篇讲解[M]. 北京：人民卫生出版社，2008：150
[14] 魏培光. "脾主身之肌肉"的含义及证治探讨[J]. 福建中医学院学报，1998，8（2）：36-46
[15] 刘晓斌，刘友章. 邓铁涛教授救治重症肌无力危象的方法与思路[J]. 河南中医，24（1）：18-19
[16] 李东垣. 脾胃论[M]. 北京：中国中医药出版社，2012
[17] 叶任高，陆再英. 内科学[M]. 6版. 北京：人民卫生出版社，2004：800
[18] 穆淑霞，黄晨华，顾春花，等. 代谢综合征社区治疗性生活方式干预效果评价[J]. 上海医药，2013，34（10）：48-50

[19] 周晓露. 岭南名老中医养生经验挖掘、整理研究[D]. 广州：广州中医药大学，2011：7

[20] 赵国惠. 《黄帝内经》中以脾胃为枢的藏府模型的数术解构[D]. 成都：成都中医药大学，2012：32-33

[21] 王洪图. 黄帝内经灵枢[M]. 北京：人民卫生出版社，2006：454

[22] 张灿玾. 浅谈对《九宫八风》篇的认识[J]. 山西中医，1985，1（1）：7-10

[23] 张介宾. 类经[M]. 郭洪耀，吴少祯，校注. 北京：中国中医药出版社，1997：445

[24] 孟庆云. 七篇大论是东汉郑玄解《易》之作[J]. 中国中医基础医学杂志，1995，1（3）：3-5

[25] 刘红石，王启才. "治痿独取阳明"临床体会[J]. 河南中医，2003，23（9）：11

[26] 李克淦. 治痿独取阳明的启示[J]. 成都中医学院学报，1979，（4）：33-34

[27] 唐元瑜，纪立金. 《内经》脾藏象理论及其构建思维方法[J]. 浙江中医药大学学报，2016，40（12）：903-905

[28] 钱丽. 《内经》"其不及，则令九窍不通"在耳鼻喉科的运用[J]. 辽宁中医杂志，1994，（11）：494-495

[29] 丁玉洁. "胃肠病致九窍不和"理论探析与临床应用[J]. 山东中医杂志，2015，34（11）：821-823

[30] 卢传坚. 补土理论临床起玄——古代医家补土医案诠释[M]. 北京：人民卫生出版社，2016：184

[31] 丁锦. 古本难经阐注[M]. 上海：上海卫生出版社，1958：5-6

[32] 烟建华. 难经理论与实践[M]. 北京：人民卫生出版社，2009：156

[33] 赵纪峰，王昌化，刘翔. 论《黄帝内经》及《难经》中"阴虚生内热"及其继发症"虚劳"的发病原因与防治方法[J]. 光明中医，2015，30（12）：2505-2507

[34] 王文静，齐元富. 从《金匮要略》《难经》论虚劳证治[J]. 山东中医杂志，2014，33（5）：343-345

[35] 都广礼，陈德兴，文小平. 方证与方剂运用[J]. 陕西中医学院学报，2010，33（6）：106-107

[36] 李永立，白晓丽. 孙思邈对消渴病的辨治方法述要[J]. 中医函授通讯，1999，18（4）：9-10

[37] 相宏杰. 《备急千金要方》《千金翼方》治疗心病的方药特点研究[D]. 济南：山东中医药大学，2008：30

[38] 杨珊，江玉，王倩. 试述孙思邈应用风药的学术经验[J]. 中医杂志，2015，56（10）：895-897

[39] 李冀. 方剂学[M]. 北京：中国中医药出版社，2006：169

[40] 郭辉雄. 钱乙《小儿药证直诀》对调治小儿脾胃病的贡献[J]. 湖北中医杂志，1991，13（4）：31-32

[41] 黄岩杰，秦蕾. 钱乙调理脾胃的辨证论治理论体系[J]. 中华中医药杂志，2013，28（12）：3487-3489

[42] 乐永红，杨惠琴，乐德行. 从张仲景的建中法到李东垣的补中益气[J]. 中国中医基础医学杂志，2009，15（7）：484

[43] 刘奇，陈延，古求知，等. 从补土思想分析真武汤临证运用[J]. 上海中医药杂志，2015，94（5）：29

[44] 老膺荣. 顾植山谈"补土派"[J]. 中医文献杂志，2015，33（1）：53

[45] 郑洪新. 张元素医学全书[M]. 北京：中国中医药出版社，2012：91

[46] 罗日霞. 宋濂全集[M]. 杭州：浙江古籍出版社，1999：2021

[47] 胡玲玲. 高天舒教授运用甘温除热法治疗气虚发热的经验总结[D]. 沈阳：辽宁中医药大学，2012：4

[48] 张轶晖. 易水学派的学术传承与创新研究[D]. 石家庄：河北医科大学，2009：2

[49] 王纶. 明医杂著[M]. 薛己，注. 吴承艳，校注. 北京：中国中医药出版社，2009

[50] 吴少祯. 李东垣生平、著作、学术考辨[D]. 哈尔滨：黑龙江中医药大学，2003：20

[51] 田思胜. 朱丹溪医学全书[M]. 北京：中国中医药出版社，2006

[52] 杨静，朱星. 朱丹溪脾胃学术思想探微[J]. 贵阳中医学院学报，2006，28（3）：38-39

[53] 朱震亨. 格致余论[M]. 鲁兆麟，石学文，点校. 沈阳：辽宁科学技术出版社，1997

[54] 浙江省中医药研究院文献研究室. 丹溪医集[M]. 北京：人民卫生出版社，1993：12-14

[55] 陈世繁. 朱丹溪的临证经验与用药特色[D]. 北京：北京中医药大学，2006：42-43

[56] 高启龙. 试论朱丹溪"清养"脾胃思想[J]. 江苏中医药，2004，25（11）：4-5

[57] 马伟忠. 浅谈朱丹溪的脾胃论治思想[J]. 中医文献杂志，2006，26（3）：15-16

[58] 朱星. 试谈朱丹溪顾护脾胃的思想[J]. 中医杂志，2003，44（4）：245-246

[59] 茅晓. 朱丹溪甘温助脾学术经验及其后续影响[J]. 中国医药学报，2002，17（8）：461-463

[60] 宋乃光. 刘完素医学全书[M]. 北京：中国中医药出版社，2006：162，104，273

[61] 朱星，黄政德. 浅谈刘完素的脾胃观[J]. 时珍国医国药，2007（5）：1082

[62] 郭瑞华. 刘完素妇科学术思想特色[J]. 吉林中医药，1995，16（1）：1

[63] 董尚朴. 张子和的脾胃论与治疗特色[C]// 中国科学技术协会学会学术部. 第十三届中国科协年会第4分会场——中医药发展国际论坛论文集. 天津：中国科学技术协会学会学术部，2011：3

[64] 崔淑兰，褚亚红. 试论张从正对妇人月经病的论治特色[J]. 广西中医药，2008，31（4）：40-41

[65] 成都中医学院. 中医各家学说[M]. 贵阳：贵州人民出版社，1988：111

[66] 李成文. 中医各家学说[M]. 上海：上海科学技术出版社，2014：63

[67] 薛己. 内科摘要[M]. 北京：中国医药科技出版社，2012：6

[68] 王新智. 薛己妇科学术特点探析[J]. 中国中医基础医学杂志，2005，11（2）：156-157，160

[69] 刘含堂，罗桂荣，马锐. 评赵献可学术思想[J]. 河南中医，1992，12（6）：268-269

[70] 张宗明. 传承中医文化基因——中医文化专家访谈录[M]. 北京：中国医药科技出版社，2015：152

[71] 汪晓艳. 汪机学术思想与脾胃病证治[J]. 中医药临床杂志，2008，20（6）：548-550

[72] 陈雪功. 新安医学学术思想精华[M]. 北京：中国中医药出版社，2009：24

[73] 董晓青. 新安医家汪机对《内经》营卫气血的认识和发挥[D]. 合肥：安徽中医药大学，2014：27

[74] 黄元御. 四圣心源[M]. 北京：中国中医药出版社，2009：2，19，53

[75] 王纶. 明医杂著[M]. 南京：江苏科学技术出版社，1985：31

[76] 陈大舜. 中医各家学说[M]. 武汉：湖北科学技术出版社，1989：208

[77] 牛淑平. 新安医学医论医话精华[M]. 北京：中国中医药出版社，2009：105

[78] 修成奎，林晓峰. 周慎斋学术思想浅谈[J]. 黑龙江中医药，2013，42（1）：3-4

[79] 何绪屏. 周慎斋对脾胃内伤学说的发挥[J]. 广州中医学院学报，1993，2（2）：104-106

[80] 宋春生. 古代中医药名家的学术思想与认识论[M]. 北京：科学出版社，2011：337

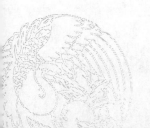

第三章　补土流派核心理论阐释

　　"土"的概念古而有之，"补"属于中医治疗"八法"之一，单纯从字面上解释，"补土"仅仅是一个中医治法的概念，与"泻南补北"、"引火归元"等治法没有本质上的区别；而将其与学术流派结合来论述，就与李东垣有密切的关系；最早提出"补土派"这个概念的是 1979 年人民卫生出版社出版的《简明中医辞典》，书中提到："李杲认为'人以胃气为本'长于温补脾胃之法，世称补土派"[1]。后来"补土派"一词出现在中医各家学说的教材上，才逐渐被学术界所公认。从此定义来源来看，补土学术流派应该是以李东垣的学术理论为基础，以调整脾胃功能为方法，以恢复机体健康为目的的学术流派。

　　补土的学术思想虽然以李东垣的学术理论为基础，但即使是李东垣本人，也曾表示其"幼自受《难》、《素》于易水张元素先生"，可见任何一种理论体系并不是凭空产生的；而且自金元以后，后世很多医家对补土理论的内涵和外延也多有发挥。所以从补土理论体系而言，其应该是萌芽于古代哲学，肇始于《黄帝内经》，发展于仲景，鼎盛于东垣，至明清以后，逐渐开枝散叶，得到广泛的补充、推广及运用，从而逐渐形成了一套完善的理论体系。

　　每个学术流派虽然可能有不同的名家大医，治疗的病种和医案也各不相同，但从流派的特性来讲，它一定是有其核心思想的，这一核心思想源于其对中医传统理论认识的独特的角度，也是其有别于其他学术流派的分界线。而对于补土流派来说，要想确定其核心思想，有两个方面的认识是需要去明确的，一个是"什么是土"，一个是"什么是补"，把"土"和"补"这两个核心问题解释清楚，补土的核心思想自然也就明确了。

一、对于"土"的解读

（一）土居五行之"中"

　　对于"脾土"的定义，最早见于《黄帝内经》，《素问·太阴阳明论》中提到"脾不主时何也？岐伯曰：脾者土也，治中央，常以四时长四脏，各十八日寄治，不得独主于时也。脾脏者，常著胃土之精也，土者生万物而法天地，故上下至头足，不得主时也"，从而确定了脾土居于中央的地位。关于阳明胃土居于中央的相关论述则见于《伤寒论》第 184 条，"阳明居中主土也，万物所归，无所复传……"从河图上也可看出，下为北方属水，与肾相关；上为南方属火，与心相关；左为东方属木,与肝相关;右为西方属金,与肺相关;而土居于中。

（二）土化四象为"轴"

虽然从五行来看,脾胃居于中央,但并不能说明脾胃在五脏中的重要性,心为君主之官,肾为先天之本,为何李东垣会提出"内伤脾胃,百病由生",而不是提出"内伤心肾,百病由生"呢?这与脾胃脏腑的生理功能相关。

首先,脾胃中土在其他四脏的生成中占据了重要的地位,李东垣在《脾胃论·脏气法时升降浮沉补泻图说》中提到:"五行相生,木火土金水,循环无端,惟脾无正行,于四季之末各旺一十八日,以生四脏……"。《尚书大传·五行传》中提到:"天一生水,地二生火,天三生木,地四生金。地六成水,天七成火,地八成木,天九成金,天五生土。"从这几组数字中我们可以看出,每组数字之间的差都是"五"。《素问·上古天真论》有言:"上古之人,其知道者,法于阴阳,和于术数。"《素问·金匮真言论》中指出:"中央黄色,入通于脾,开窍于口,藏精于脾……其数五……"可见"五"是土之数,代表着土之气。由此可见其他四脏的生成与中土有密切的相关性。

其次,脾胃中土对于其他四脏的生理功能有着关键性的调节作用,而这一调节作用奠定了土作为"轴心"的地位。对于土生四脏,《四圣心源·脉法解》有更为详细的论述,其中提及:"土者,四维之中气也。脾以阴土而含阳气,故脾阳左升,则化肝木,胃以阳土而胎阴气,故胃阴右降,则化肺金。金降于北,凉气化寒,是谓肾水,木升于南,温气化热,是谓心火。肺肝心肾,四象攸分,实则脾胃之左右升降变化者也。"由此看出,土所生之四脏并不是四脏之本体,而是四脏之象。《类经》有言:"藏居于内,形见于外,故曰藏象。""象"主要是指脏腑的生理功能活动或病理变化表现于外的现象。而这种生理功能活动的体现需要通过脾胃中土气机运行来体现,李东垣在《脾胃论·脏气法时升降浮沉补泻图说》中提到了阴阳转化的五个阶段,木代表气的升发(阳),火代表气的浮散(阳),金代表气的敛降(阴),水代表气的沉潜(阴),土则为气上行与下行之间的中间态,人体元气的运行就是这五个状态的动态演变。由此可见,五脏生理功能的正常体现就需要以土为中心的元气的升发、浮散、敛降、沉潜来实现,因此土为元气运动的轴心。

李东垣认为"则元气之充足,皆由脾胃之气无所伤,而后能滋养元气;若胃气之本弱,饮食自倍,则脾胃之气既伤,而元气亦不能充,而诸病之所由生也"(《脾胃论·脾胃虚实传变论》),这段论述是李东垣论病之核心,也体现出脾胃中土之所以能担当"中轴"之大任,与其能够"滋养元气"有关。《素问·六节藏象论》也有"五味入口,藏于肠胃,味有所藏,以养五气。气和而生,津液相成,神乃自生"的相关论述。

二、对于"补"的解读

中医学对于"补"、"泻"的定义，最早见于《黄帝内经》，《素问·三部九候论》中提到："帝曰：以候奈何？岐伯曰：必先度其形之肥瘦，以调其气之虚实，实则泻之，虚则补之。必先去其血脉而后调之，无问其病，以平为期。"《素问·血气形志》说："凡治病必先去其血，乃去其所苦，伺之所欲，然后泻有余，补不足。"由此可见，《黄帝内经》所言之补泻的重点在于调气，调气之前必须满足血脉平和的条件，故"先去其血脉"，然后"实则泻之，虚则补之"，最终达到的目的是"平"，即使气血平和之意也。《医学启源》对于补泻的论述则着重于根据脏腑的生理特性，五行生克关系，使用不同气味的药物，达到补泻的效果，如"肝胆，味辛补，酸泻；气温补，凉泻"、"肝虚以陈皮、生姜之类补之。经曰：虚则补其母，水能生母，肾乃肝之母。肾水也，若补其肾，熟地黄、黄柏是也。如无他证，钱氏地黄丸主之。实则白芍药泻之，如无他证，钱氏泻青丸主之。实则泻其子，心乃肝之子，以甘草泻心"。

东垣曾引岐伯言曰，"形气不足，病气有余，是邪胜也，急当泻之；形气有余，病气不足，急当补之……形气有余，病气有余，此谓阴阳俱有余也。急泻其邪，调其虚实。故曰：有余者泻之，不足者补之"，"但病来潮作之时，病气精神增添者，是为病气有余，乃邪气胜也，急泻之，以寒凉酸苦之剂；若病来潮作之时，神气困弱者，为病气不足，乃真气不足也，急补之，以辛甘温热之剂。不问形气有余并形气不足，只取病气有余不足也，不足者补之，有余者泻之。假令病气有余者，当急泻之，以寒凉之剂，为邪气胜也；病气不足者，急当补之，以辛甘温热之剂，此真气不足也"，"夫形气者，气，谓口鼻中气息也；形，谓皮肤筋骨血脉也"，"故曰形气也，乃人之身形中气血也，当补当泻，全不在于此，只在病势潮作之时。病气增加者，是邪气胜也，急当泻之；如潮作之时，精神困弱，语言无力，及懒语者，是真气不足也，急当补之。若病人形气不足，病来潮作之时，病气亦不足，此乃阴阳俱不足也。禁用针；宜补之以甘药，不可以尽剂"。东垣补泻之说不在形气之强弱立足，而在病气的增减立论，病气如潮水，潮起则病增，潮落则病减。病增则泻之，逆其势而为也；病衰则补之，顺其势而为也。此与《黄帝内经》中"补泻之时者，与气开阖相合"同理。

在运用补泻的方法上，李东垣指出，"但言补之以辛甘温热之剂，及味之薄者，诸风药是也，此助春夏之升浮者也，此便是泻秋收冬藏之药也，在人之身，乃肝心也；但言泻之以酸苦寒凉之剂，并淡味渗泄之药，此助秋冬之降沉者也，在人之身，是肺肾也。用药者，宜用此法度，慎毋忽焉"，"凡用药，若不本四时，以顺为逆。四时者，是春升，夏浮，秋降，冬沉，乃天地之升浮化降沉（化者，脾土中造化也）。是为四时之宜也"。可以看出，东垣不仅仅在脏腑的层面认识"补泻"，而且把脏腑与四时天地气机运行规律结合在一起，故顺势而为的理法方药均

为 "补"，逆势而为的理法方药均为 "泻"。譬如李东垣的升阳补气汤中虽无一味补气之药，但其方中用升麻行 "春升之令"，散土中之火；升、柴均助春夏之令，此为补春夏而泻秋冬；同时柴胡又引土下之清气出土，"行少阳之气上升"；生地黄助金而生丽水，水足则五心之热收入土中，肝木的生发有源头，脾土能借肝木之势而升清；厚朴顺胃气和降之性，而补胃气之不足；白芍药泻肝木，防升、柴导致的冲气上逆；泽泻能泻脾气下溜导致的水中阴火，阴火去则水得宁，故曰泽泻补肾。此方通过补东南之不足，泻西北之有余，使脾得升清，胃得和降，皆顺脾胃之性，故有补气之名。

在这里要特别指出一点，在 "补土" 的概念中，并非只有使用补益药才可称为 "补法"。相对于中土脾胃的生理特点，一切有助于其恢复正常功能的治法都是有益于 "土" 的，皆可称为 "补土"。

同时，也并非仅有升提法可视为 "补法"，降泻之法如对中土有益亦是 "补"。例如，叶天士便提出过 "六腑以通为补" 这一观点，而《伤寒论》第184条中亦云："阳明居中主土也，万物所归，无所复传，始虽恶寒，二日自止，此为阳明病也。" 六腑以通为用，阳明燥结，腑气不通，则会出现腹胀、便秘、呃逆、嗳气、打嗝、哮喘、胸闷等表现，故顺降阳明、以通为补也是补土思想的体现。《脾胃论·脾胃胜衰论》云："脾胃不足，皆为血病，是阳气不足，阴气有余，故九窍不通。诸阳气根于阴血中，阴血受火邪则阴盛，阴盛则上乘阳分，而阳道不行，无生发升腾之气也。夫阳气走空窍者也，阴气附形质者也，如阴气附于土，阳气上于天，则各安其分也。" 由此可见，在脾胃内伤病中，常升发不及与降泻不及并见，其本质乃是中土对于气机的调控失常，故清阳不升的同时兼有浊阴不降。故治疗中仍当以脾胃升降为核心，视其具体病机而确定治法，顺应其气机运动者便为 "补"。

综上所述，以东垣为代表的补土派，其所论及的 "补"、"泻" 重点是调气，以调整气机升降为方法，顺应气机升降原则的为补法，逆气机升降原则的为泻法，最终以达到气血平和的治疗目的。

三、对于 "补土" 的解读

（一）补土与升降

人体气机升降以中土为中轴，左升右降，均以中土为轴。中宫之藏象，是对中土生理功能、生理特点的高度概括，同样，五脏之象，亦不单纯具有生理解剖学意义，更重要的是脏腑功能之间相互协调，相互影响，是中医理论整体观念的体现。"象"，其义有二：一指脏腑器官的形态结构，二指脏腑的生理功能活动或病理变化表现于外的现象[2]。"土"，乃中土气化之表现，人身气机之升降出入，无不依赖于中土的斡旋运化，脾升胃降，脾运胃纳，使得五脏安和，行使其生理功能。《穷通宝鉴·论土》言："五行之土，散在四维，故金木水火，依而成象，是四时皆有用有忌者。"《素问·经脉别论》言："食气入胃，散精于肝，淫气于筋；食气入胃，浊气归心，淫精于脉；脉气流经，经气归于肺；肺朝百脉，输精于皮毛；毛脉合精，行气于府；府精神明，留于四脏……"描述了脾胃受纳腐熟水谷精微的过程，然脾胃虽体"在"中宫，其"用"则通达周身上下。此处肝、心、肺、肾之生理功能，即是脾胃中土"用"之体现。《四圣心源·脉法解》言："土者，四维之中气也。脾以阴土而含阳气，故脾阳左升，则化肝木，胃以阳土而胎阴气，故胃阴右降，则化肺金。金降于北，凉气化寒，是谓肾水，木升于南，温气化热，是谓心火。肺肝心肾，四象攸分，实则脾胃之左右升降变化者也。"东垣对中土气机运行而影响四脏进行了详尽的论述，《脾胃论·脏气法时升降浮沉补泻图说》言："五行相生，木火土金水，循环无端，惟脾无正行，于四季之末各旺一十八日，以生四脏……戊土其本气平，其兼气温、凉、寒、热，在人以胃应之。己土其本味咸，其兼味辛、甘、酸、苦，在人以脾应之。"正因为东垣对中土的气化作用有着深刻的认识，故其提出"内伤脾胃，百病由生"的观点。土化四象论，是"补土"学术思想的理论基础[3]。

《医学求是》曰："土位于中，而火上，水下，左木，右金。左主乎升，右主乎降。五行之升降，以气不以质也。而升降之极，又在中气，中气在脾之上，胃之下，左木，右金之际。水火之上下交际者，升则赖脾之左旋，降则赖胃之右旋也。故中气旺，则脾升胃降，四象得以轮旋。"《医碥》明确指出："脾胃居中焦，为上下升降之枢纽。"而补土理论便是通过调升降，使藏象功能得以正常发挥，"升降观"是正确认识补土核心理念的前提。

（二）补土核心理论

补土的过程首先与脾胃中土相关，是一个调整中土功能的过程，但它又非仅止于此，从李东垣的认识论来看，调整中土功能的目的还是在于调整全身脏腑的功能，从而达到执中央而运四旁的目的。要达到这一目的，就需要通过对脾胃中气的调控来实现。

《四圣心源·天人解》云："水、火、金、木，是名四象。四象即阴阳之升降，阴阳即中气之浮沉。分而名之，则曰四象，合而言之，不过阴阳，分而言之，则曰阴阳，合而言之，不过中气所变化耳。"中土的气机升降变化是全身脏腑的生理功能得以正常运行的关键，当脏腑的生理功能出现异常时，也可以通过调整中气的气机升降变化来使之恢复正常。《素问·六微旨大论》有言："出入废则神机化灭，升降息则气立孤危。故非出入，则无以生长壮老已；非升降，则无以生长化收藏。"李东垣自己也曾论及："是以检讨《素问》《难经》及《黄帝针经》中说脾胃不足之源，乃阳气不足，阴气有余，当从六气不足，升降浮沉法，随证用药治之。盖脾胃不足，不同余脏，无定体故也。其治肝、心、肺、肾有余不足，或补或泻，惟益脾胃之药为切"（《脾胃论·脾胃胜衰论》），"若不达升降浮沉之理，而一概施治，其愈者幸也"（《脾胃论·调理脾胃治验治法用药若不明升降浮沉差互反损论》）。叶天士在《临证指南医案》中也提出"脾宜升则健，胃宜降则和"的观点。

由于脾胃位于中焦，位置特殊，其气机升降正常才能完成升清降浊的生理功能。脾气升清，才能不断地将精微物质源源输送至心肺，心得气血滋养，则主血脉生理功能正常；肺得精微滋润，才能行其主司呼吸之职。胃气降浊，水谷才得以正常消化、吸收、输布。小肠的泌别清浊、大肠传导糟粕的功能亦赖于胃气的下降，是胃气降浊功能的延续。肝气主升发，其疏泄和调畅气机的功能可协调脾胃气机升降，反之，脾胃气机升降正常，亦有利于肝气升发。肾在五行属水，肾水在生理情况下可上济心火，使心火不亢；心在五行属火，心火在生理情况下可下温肾水，使肾水不寒。水火升降的矛盾运动亦赖脾胃气机协调。因脾胃运化水谷精微可滋养肾精，肾精充足则肾气上升；水谷精微化血，心得血养则心火不亢而下降，从而维持"水火既济"、"心肾相交"的生理功能。肝气从左升发，肺气从右下降，肝升肺降同样以位居于中的气机升降为枢纽。总之，五脏六腑各有升降，但脾胃升降对脏腑气机升降起着协调平衡的作用，是气机升降运动的枢纽。

名老中医黄文东先生十分推崇李氏脾胃学说思想，他对于"调中土以调五脏"有更为详尽的论述，"肺病日久可用健脾养肺之法，使水谷之精微，上输于肺，肺气充沛，足以控制病情的发展，以至痊愈；肾病可以用健脾制水的方法，使肾脏的元阳，得谷气以充实，达到阳生阴长，气能化水，正气胜而病邪自却；心病可以用补脾生血的方法，增强供血来源，使血液充足、循环通畅，而心神得以安宁；肝病可以用疏肝健脾的方法，肝喜条达，又主藏血，有赖于脾胃的健旺而化生气血的滋荣，使肝体得以柔和而气火自平"[4]。由此可见，补土乃是一个通过调整中焦脾胃而达到调治五脏作用的过程，而这种过程乃通过调整气机升降加以实现。因此补土理论的核心之一便是调升降，使藏象功能得以正常发挥。

综上所述，我们认为，补土学术流派的核心理论是脾胃为中土，是脏腑生理功能活动的核心，通过气机升降来调控脏腑功能，其气机升降失常可导致其他脏腑功能的失调，变生各种疾病。因此当疾病发生时，可以通过调整脾胃中土的气机升降功能，达到执中央以运四旁、调整全身脏腑功能的目的，从而实现脏腑安和，使其各司其职，恢复机体的健康。

参 考 文 献

[1] 丁世芹，刘善锁. 补气升阳是补土派的主要治法——李杲学术思想探讨[J]. 中国中西医结合脾胃杂志，2000，8（2）：101-102

[2] 李德新. 中医基础理论[M]. 北京：中国中医药出版社，2001：65

[3] 李秋萍，刘奇，龙顺钦. 中医补土理论内涵浅议[J]. 新中医，2017，49（4）：157-158

[4] 朱世增. 黄文东论脾胃病[M]. 上海：上海中医药大学出版社，2009：330-334

第四章 补土相关医家学术思想

一、柔调运脾话钱乙

钱乙（公元 1032—1117 年），字仲阳，北宋郓州（今山东东平）人。钱乙的父亲亦是医生，于钱乙幼年时出游后多年不归，钱乙遂从其姑父吕氏学医。钱氏素来体弱，经多年调理后仍落下手足不便的毛病，但其学医从医之志颇为坚定，苦读不倦。后来钱乙治好当朝长公主的幼女，由此被授为医官，并最终升为太医。其人专长于儿科，行医早期多以《颅囟方》为指导，愈者无数，遂成为当时的儿科名家，也是历史上第一位著名的中医儿科专家。其后钱乙遵循《颅囟方》中"小儿纯阳"之说，总结并创立了儿科疾病的五脏辨证体系，对后世中医儿科学的影响深远。其代表性著作为《小儿药证直诀》，书中记载了钱乙辨治儿科常见疾病的理论及大量方药，这也是钱乙唯一一部流传下来的书籍，其余著作如《伤寒论发微》、《婴孺论》、《钱氏小儿方》等均已遗失。

钱乙的脏腑辨证的一大特点是以虚实为纲，以五脏为核心，如脾实创泻黄散、脾虚创益黄散、肝实创泻青丸等。而其中又根据气血阴阳亏损的不同而有治脾阳虚的温中丸、胃阴虚的藿香散等，故在钱氏的学说中脾阳胃阴的概念已初露苗头。因此，钱氏调理脾胃的特色是注意"柔调"，强调阴阳平衡，反对滥用温燥，他说："小儿易为虚实，脾虚不受寒温，服寒则生冷，服温则生热，当识此勿误也。"钱氏所创的名方七味白术散便是脾胃阴阳双补而偏于治脾阴虚之方，书中谓该方用于治疗脾胃津液丧失后产生的虚热证，"不论阴阳虚实，并宜服"。

此外，钱乙总结五脏心、肝、脾、肺、肾各自的病理特点是"惊、风、困、喘、虚"，其中"脾主困"是与《黄帝内经》中"脾主运化"的生理功能相对应的病理变化[1]，重视升降在脾胃治疗中的重要性，如其在泻黄散中便用四两防风以升散清阳，已有使用"风药"的观念[2]。这一点对于李东垣的影响颇大，其后创立的"升脾化湿"之法可能便源自钱乙的启发。钱乙对于"运脾"的重视也体现在其治疗理念及方药的构成中，如他强调小儿疾病不可"痛击"、"大下"和"蛮补"，正确的治疗方法应该是"脾初虚而后结积，治宜先补脾，后下之，下后又补脾"[3]，后人总结为"脾不在补而在运"，如代表方异功散便是在四君子汤的基础上加入陈皮以助脾胃运化。钱乙提出这一观点也与小儿的生理特点相关，他认为，小儿之气本生生不息，自愈能力极强，故治小儿之脾胃病不必强调补益，只需维持其正常的脾胃功能，待其恢复即可。

钱乙在其书中偏重强调"脾胃虚衰，四肢不举，诸邪遂生"，突出了脾胃在五脏辨治中的地位。其对于脾胃病的诊疗思路还有一特点，即围绕脾土与其余四脏的生克关系展开，如肿病中谓病机为"脾胃虚不能制肾，水反克土"，唇色白是"脾肺病久，脾者，肺之母也，母子皆虚不能相荣"等，由此便拓宽了补土学说在小儿疾病中的应用范围[4]。书中还称"脾主困。实则困睡，身热，饮水；虚则吐泻，生风"，"脾病，困睡，泄泻，不思饮食"，则是对小儿脾胃病临床表现的高度概括，对后世治疗成人疾病也有一定启发。

总之，钱乙作为一代儿科名家，其学术理论带有非常鲜明的补土色彩，体现出儿科中重视脾胃的重要性。其人治脾胃病以"柔调"为特色，强调"运脾"，重视脾胃运化功能，反对滥下滥补；治疗中不仅重视脾胃自身的病变，也关注中土通过生克关系对于其他四脏的影响，体现了其从五脏辨治的理论特色[5]。

二、以通为补张子和

张从正（公元 1156—1228 年），字子和，睢州（今河南兰考）人，因长年在宛丘行医又被称为"宛丘子和"。张从正出身于医学世家，早年主要跟随其父亲学医。张氏 21 岁便出师而能独立执业，48 岁时应征入伍，在军中任军医多年，后于公元 1217 年又被举荐为太医，但张从正无意于此，不久便辞官回乡。晚年以在乡间行医为主，并向门人好友传授医道，其代表性著作《儒门事亲》便是由其门人麻知几等编纂整理而成。张从正深受河间学派代表人物刘完素的影响，其所创立的"攻下论"也受到刘氏"六气皆能化火"观点的一定启发。

张从正认为疾病皆起于邪气入侵。他说："故天邪发病，多在乎上，地邪发病，多在乎下，人邪发病，多在乎中。此为发病之三也。"而治之之法亦为三种，即"诸风寒之邪，结搏皮肤之间，藏于经络之内，留而不去，或发疼痛走注，麻痹不仁，及四肢肿痒拘挛，可汗而出之。风痰宿食，在膈或上脘，可涌而出之。寒湿固冷，热客下焦，在下之病，可泄而出之"，张氏由此而崇尚"汗吐下"三法，故被后世称为"攻邪派"。张氏的学术主张看似与"补土派"南辕北辙，但张氏强调"攻邪"乃为纠正滥用温补的时弊，他对于"补法"有独到的见解，其有两点与补土相关：一是强调"补"非单指用补药，张氏提出《黄帝内经》中的"补法"与现今的温补不同："其补非今之所谓补也，文具于《补论》条下，如辛补肝，咸补心，甘补肾，酸补脾，苦补肺。若此之补，乃所以发腠理，致津液，通血气。"即强调以"通"为补。张氏反对温补，是因为他更为重视的是气机的流通，反对甘温滋腻药的"呆补"[6]，提出《黄帝内经》治病的要领是"惟以气血流通为贵"。由此，张氏认为只要能"损有余，补不足"的皆可视为"补法"，其人谓："取其气之偏胜者，其不胜者自平矣。医之道，损有余，乃所以补其不足也。余尝曰：吐中自有汗，下中自有补，岂不信然！"依此推测"补土"中的"补"字，亦可视为一切有益于恢复中土功能的手段皆为"补"。此即张氏所提倡的"大抵有余者损之，不足者补之，是则补之义也"。另一点与"补土"相关的是，张氏强调补养脾胃当以食补为主，药物则多偏于攻伐。张子和在《儒门事亲》中提出，"盖汗下吐，以若草木治病者也。补者，以谷肉果菜养口体者也。夫谷肉果菜之属，犹君之德教也；汗下吐之属，犹君之刑罚也"，"善用药者，使病者而进五谷者，真得补之道也"。他认为作药用之物偏性较强，故无论属性寒热皆偏于攻伐；唯有日常所食之物方为温和之品，适合用于调养，用食补才是真正的"补"法[7]。

因此，张从正强调用药最终须使患者的脾胃受纳运化恢复正常，此即为"补"。他所使用的"攻法"也是建立在与脾胃相宜的前提下，如他在《治病百法·暑》中曾说："表证未罢，大不可下，下之则胃中虚空。"在治病中他也注重脾胃之气的强盛，"胃为水谷之海，不可虚怯，虚怯则百邪皆入矣"[8]。

张从正作为与"补土派"祖师李东垣同时期的医家，其用药风格看似大相径庭，然而他对于"补"法认识独到，对于脾胃调理也确有灼见，虽不以"补"为名，实得"补"之精髓。其人用药强调"贵流不贵滞"，与补土学说重视升降的观点不谋而合，对于拓宽补土学说内涵实有借鉴意义。

三、内伤三阴王好古

王好古（公元1200—1264年），字进之，又号海藏老人，赵州（今河北）人。王好古早年曾中进士而为官，后期才开始学医，初拜名医张元素为师，后来张元素去世，他又拜师兄李东垣为师。王好古对于《伤寒论》六经辨证的研究十分深入，并将其与张元素、李东垣的学术思想相融合，一生勤于论著，著作颇多，可惜部分已经失传，仅有《汤液本草》、《阴证略例》、《此事难知》、《医垒元戎》等书流传至今。其中《汤液本草》、《此事难知》、《医垒元戎》重在总结东垣的用药法度及伤寒辨治思想，而《阴证略例》方是他自身观点的集中体现。

王好古所处的时期正是脏腑辨证逐渐兴起之时，同时他又吸取其师李东垣"脾胃内伤"的观点，在治疗中重视温脾肾之阳。王好古最具特色，且与补土学说联系最紧密的学术理论便是"阴证论"[9]。他认为仲景学说虽然六经俱备，然而具体论述中详于三阳而略于三阴，因当时的伤寒学说"立言者致云病在表可发汗，病在里可下之，或云不可汗，或云不可下，即未尝有温中之说"，故对伤寒"里阴证"的论述是不足的[10]。王好古指出，"阴证"不仅指六经传变病及三阴，更多情况下乃是病人素有内伤，尤其是"内伤冷物"所致，甚至有内伤患者为寒邪直中而成阴证[11]，不遵传变之序，故不能用寻常的外感传变思路加以分析。由此他认为，阴证当按"内伤三阴例"（即厥阴、少阴、太阴）分条论治，并详细论述了其治法方药。王好古此说虽不离伤寒学说体系，但显然又融合了内伤病的概念，乃是贯通了伤寒六经与内伤杂病的治疗。为了适应杂病的多重病机特点，王好古的用药加减变化特别繁多，如其著作中出现四物汤的变化就有60余种，平胃散的加减有 30 余种[12]，其在补土方剂的更新方面也做出了突出贡献[13]。

王好古的学说还弥补了脾胃内伤病发展后期"寒中"治疗理论的空白。《素问·调经论》中曾论及"热中"和"中寒"之病，东垣将此观点引申到补土学说中，提出脾胃病"热中寒中"的传变观。东垣的《脾胃论》中说"脾胃之证，始得则热中"、"气虚则外寒，虽见热中蒸蒸为汗，终传大寒，知始为热中表虚亡阳，不任外寒，终传寒中"。而东垣所列的以补中益气汤为代表的诸益气升阳之法，乃"始病热中，则可用之。若末传为寒中，则不可用也"。对于"寒中"的治疗，东垣所述不多，仅于《内外伤辨惑论》中提及"凡脾胃之证，调治差误，或妄下之，末传寒中，复遇时寒……圣人以辛热散之，复其阳气"，立辛热治法以治"寒中"之证。而王好古所述的温阳之法正乃承接于此，故"阴证论"亦可视为内伤之人罹患外寒后，或为内伤病发展到后期以虚寒为主时的治疗理论，填补了补土理论的又一空白领域。王好古所论的温法，以四逆辈、理中丸、吴茱萸汤等为代表，重视温振脾肾阳气，他自己亦指出，"大抵阴证者，由冷物伤脾胃，阴经受之也"，"阴毒本因肾气虚寒，因欲事或食冷物"，可见他重视脾肾在"阴证"发病中的作用[14]。这一观点也深深影响了后世的温补大家如张景岳、赵养葵等，可谓是补土学说过渡发展到温补学说的其中一座"桥梁"。

四、内伤分治罗天益

罗天益（公元 1220—1290 年），字谦甫，元代真定藁城（今河北）人。罗天益是李东垣的高徒，在东垣晚年回到河北后，罗天益经友人介绍拜东垣为师，学习十余年，深得东垣真传。据史料记载，罗天益首次拜见李东垣时，东垣问他："汝来学觅钱医人乎？学传道乎？"罗天益回答："亦传道耳。"东垣非常欣赏这位学生的求学之心，在其生活上也给予财力支援，师生感情甚佳。李东垣去世之前，将其平生的书稿托付给罗天益，因此东垣的许多著作都由罗氏整理出版，如《兰室秘藏》、《内经类编》等，可惜多数已经遗失。罗天益自身的代表性著作只有《卫生宝鉴》一书，书中按分门别类的方式记录病证及相应的方药，并附有药学理论及验案。除了师从东垣，罗天益也曾多方寻访高人，学习医术，故其在针灸方面的造诣亦独树一帜。他在公元 1252 年作为军医入征，常随军队于各地往返，每至一地便向当地的名医学习，博取众长。总的来说，罗天益与李东垣乃是一脉相承[15]，其大体框架建立在东垣学术思想的基础之上，但罗氏根据自己所学所见进行了补充完善，故其中有些学术观点较东垣更为清晰实用，可以说是补土理论的又一进步。

罗天益在补土学说方面的创新主要有以下几方面：一是饮伤、食伤分治论[16]。"脾胃内伤"病的其中一项重要病因是"饮食不节"，东垣提出"饮食自倍肠胃乃伤分而治之"的观点，罗天益据此将"饮食内伤"病分为"食伤脾胃"和"饮伤脾胃"两种，分别论述了其特点及治法方药。这种病机分类的细化显然是补土理论进化的体现，对于临床治疗的指导价值更高。二是劳倦内伤分治论[17]。这一观点其实源于东垣对于脾胃病有"寒中"及"热中"先后变化的论述，罗天益承袭其师观点，明确提出将"劳倦内伤"病分为"虚中有寒"和"虚中有热"两种病机，并对其相应的治疗方药进行归类，如治"虚寒"的代表方药为理中丸、宽中进食丸等，治"虚热"的为桂枝加龙骨牡蛎汤、黄芪建中汤等。在"寒热辨证"的前提下，罗天益还结合三焦辨证对疾病论治加以分类（罗氏乃是最早使用"三焦辨证"法的医家之一）[18]，如《卫生宝鉴·泻热门》中便将其分为"上焦热"、"中焦热"、"下焦热"[19]，这就使得"劳倦内伤"病的辨治体系更为条理分明。三是对"内外伤辨"的进一步补充。在《卫生宝鉴补遗》中，罗天益谓《卫生宝鉴》中分门别类的治疗内容已颇为完备，"惟治伤寒之法，虽纪述一二而不全录"，故结合"东垣治内伤初中末三法"进行补充论述。罗天益将"外感伤寒等证"分为"表证"、"里证"和"半表半里证"，并列出"外感伤寒急证"、"外感有内伤证"、"表里杂证"等特殊情况；而对内伤病则列举了"内伤似外感证"、"似外感阳明热证"、"似外感杂证"等几类。该篇其实是对"内伤病"与"外感病"两者间有所重叠且模糊的部分进行阐发论述，东垣的"内外伤辨"理论重在对两者的鉴别及对内伤的治疗，而罗天益此篇既论内伤又及外感，且每证之下皆列方药，建立了一个更为明晰的"内外伤病"辨治框架，可谓外感体系与内伤体系的进一步融合。

　　由以上特点可以看出，罗天益对补土学说的创新贡献主要是将其进一步细化及体系化，尤其是对为东垣独创但尚不明显的"内伤病"学术领域进行了详细论述，有"重在脾胃而详于三焦"的辨证特点[20]，其分类虽不能说十分完备，但对后世也有一定的启迪。

五、以平为期朱震亨

　　朱震亨（公元 1281—1358 年），字彦修，元代婺州义乌（今浙江）人，金元四大家之一。因其原居于丹溪，故后世又称其为"朱丹溪"。朱丹溪原从儒学，拜理学家许谦为师，于理学方面小有所成。其父早年过世，朱丹溪及两个幼弟皆由其母亲戚氏独自抚养长大。后戚氏不幸患病，诸医束手无策，丹溪遂发奋学医，此时他已年近四十。泰定二年（公元 1325 年），朱丹溪外出游学并寻访名医，至杭州闻罗知悌医术精湛，几番诚心求教后拜罗为师。罗知悌乃"河间学派"刘完素的二传弟子，又旁参张从正、李东垣两家，故朱丹溪的学术思想颇受上述流派的熏陶影响，乃一集大成者。朱丹溪最为人所熟知是"阳常有余，阴常不足"的学术观点，后世据此又称丹溪为"滋阴派"。朱丹溪的著作颇丰，包括《格致余论》、《局方发挥》、《金匮钩玄》、《本草衍义补遗》等，据说《丹溪心法》、《丹溪治法心要》非其原作，乃后人将朱氏临床经验整理而成。

　　朱丹溪虽被视为"滋阴派"，但其本人非常推崇东垣的脾胃学说[21]，曾谓"治内伤以补养，东垣法也，谁能易之"，并曾"遂取东垣方稿，手自抄录"，其著作中也多处提及引用东垣的理论。如其在《格致余论·病邪虽实胃气伤者勿使攻击论》中便反对滥用攻下伤脾胃："大凡攻击之药，有病则病受之。病邪轻而药力重，则胃气受伤。"在脾胃方面，丹溪的理论特色是反对过分的香燥温补："夫胃气者，清纯冲和之气也。惟与谷、肉、菜、果相宜。盖药石皆是偏胜之气，虽参、芪辈为性亦偏。"这一观点的提出与丹溪所处的时代背景有关，当时《太平惠民和剂局方》被诸多医生滥用，治病不问缘由，只据症状按图索骥。而《太平惠民和剂局方》中的药方又多偏温燥，丹溪认为这样的用药尤伤脾胃："《经》曰：热伤脾。常服燥热，宁不伤脾乎?……又曰：热伤元气。久服燥热，宁不伤气乎?"丹溪强调调理脾胃重在"清和"[22]，因"胃为水谷之海，多血多气，清和则能受；脾为消化之气，清和则能运"，故治病用药不可过热过燥，行气药仅可得一时之快，须中病即止，其后调养宜用柔润中和之药，即以食疗为主，凡药性过偏者皆伤脾胃。朱丹溪认为脾胃最正宗的补法不是"温补"，调理脾胃须"以平为期"。他在批评平胃散过于温燥时便提出："虽有陈皮、甘草之甘缓、甘辛，亦是决裂耗散之剂，实无补土之和。《经》谓土气太过曰敦阜，亦能为病。况胃为水谷之海，多气多血，故因其病也，用之以泻有余之气，使之平尔。又须察其挟寒、得寒物者投之，胃气和平，便须却药。"这里便强调脾胃用药的中和，与东垣"脾胃兼化，其病治之各从其宜，不可定体"的观点相应。

同时，朱丹溪"滋阴降火"的观点，显然也是受到东垣脾胃"升降观"的启发，两者皆由升降角度分析脾胃失常之病因，只不过其观点各有侧重[23]。李东垣学说的核心是脾胃元气，侧重于"阳化气"的一面，重视脾胃阳气的升发；而丹溪则以"固护阴精"为核心，侧重于"阴成形"的一面，因此重视气的敛降与收藏，以滋养阴分。这两项学说乃是一源两歧，互为补充又互相印证。实际上，气的"升"与"降"都是人体生理活动的一部分，脾胃也需要阴液润降的滋养，反之，阴精的生成也离不开胃气的运化[24]。如丹溪于《格致余论·养老论》中便云："人身之阴难成易亏，六七十后，阴不足以配阳，孤阳几欲飞越，因天生胃气尚尔留连，又藉水谷之阴，故羁縻而定耳。"因此朱丹溪的学说可谓是后世"胃阴"说的原型。

此外，朱丹溪在论述"痰湿"学说及"六郁"学说[25]时均不离"补土"之法，尤在论治六郁之证时独重脾胃之升降，"是当升者不得升，当降者不得降，当变化者不得变化，中焦之气结聚，不得发越而致病"[26]。由此可见，脾胃升降观确实是其学术思想的重要组成部分。

朱丹溪对于脾胃的独特见解，对后世脾胃阴学说的产生大有启迪。同时他强调脾胃"以平为期"，重在"清和"的观点，对于脾胃病中滥用温补学说的趋势亦相当有警示作用。

六、刚柔并济汪石山

汪机（公元 1463—1540 年），字省之，又号石山居士，故又被称为"汪石山"，明代徽州祁门（今安徽）人。汪机的祖上是贵族世家，其父亦曾从医，汪机年轻时以科举为业，屡试不果，后其父以"不为良相，便为良医"勉励他，遂弃文从医。汪机素有儒学功底，又遍读诸家医书，故其立论用药颇有"儒医"风格。汪机一生不仅专于行医且注重著述，编著的书籍颇多，有些是汪机自身的著作及其门人整理的医案论述，如《运气易览》、《针灸问对》、《医学原理》、《石山医案》，其他如《读素问钞》、《脉诀刊误集解》、《推求师意》、《外科理例》等则是他对于前人著作的整理和编辑。汪机门下的弟子亦不少，已知的有陈桷、程镳、周臣、许忠、黄古潭等人。其中黄古潭又收高徒孙一奎，孙氏后来创立"命门动气"学说，显然与其师承的学术思想关系密切，故汪机与后世的温补学说之间的渊源十分深厚[27]。汪机本身所处的时代正是朱丹溪"阴常不足，阳常有余"论盛行之时，徽州又离丹溪家乡很近，时医受"滋阴派"的影响深远，部分医生对其学说理解片面且一概而用，亦造成不少流弊。汪机本身崇尚东垣的脾胃学说，同时亦吸取丹溪的学术观点[28]，取两者所长而去其短，融合成为自己的学术理论，再加上他于医书涉猎颇广，故可视为一位集大成者的医家。

汪机最具特色的学术主张是"营气论"[29]，这在《石山医案·营卫论》中得到了集中体现，该篇仅有短短数千字，其立意乃是批驳过用滋阴的时弊[30]，但因为丹溪学说在当时的学术地位很高，直接批驳恐为不妥，故汪机从"营卫"立论，称丹溪所说的"阳常有余"指的是卫气，"阴常不足"指的是营气，而营气本身是阴阳相合之物，即所谓"补阳者，补营之阳；补阴者，补营之阴"。然后又用自然界"月虽阴，而不禀日之阳，则不能光照而运行矣"进行说理，委婉地引出了"补气论"，即谓"补营之气即补营也，补营即补阴也"，由此便将东垣的"益气温阳"和丹溪的"滋阴降火"联合起来[31]。

表面上看，汪机是从丹溪的"阴常不足"立论，实际上他遵循的仍是东垣的脾胃思想[32]。东垣强调"夫元气、谷气、营气、清气、卫气、生发诸阳上升之气，此六者，皆饮食入胃，谷气上行，胃气之异名，其实一也"。汪机谈及营气的生成时亦云："然营气卫气皆藉水谷而生……脾胃无伤，则水谷可入，而营卫有所资，元气有所助，病亦不生。"由此可见，汪机强调营气，而最终立足于脾胃中气[33]。与东垣不同的是，汪机用参、芪类补气药，较少配合升麻、柴胡等温燥升提药，而喜与清润的麦冬、芍药等搭配[34]。其门人亦说石山先生处理的情况常常是"非伤于刚燥，则损于柔润，胃气之存也几希"，故其用参、芪喜刚柔并济，这与东垣径用升阳风药的风格又有不同。但两者所面对的患者群有所差异，东垣所治乃是战乱时期的劳役内伤，甚者起病急而病势猛，必直用益气升提以托下陷之中气，而汪机所治乃内伤杂病迁延而来，阴阳皆不足，故需益气与柔润并举，但两者都是立足于脾胃中气，以固护胃气为核心。故汪机所创"营气论"，其立论根基亦起于补土，是补土学说应用于病机更为复杂的慢性内伤杂病时的一种演变，同时也启后世的温补学派之先河。除了"营气论"，汪机所倡的"培元固本"，亦着重于培护脾胃元气，于后世经孙一奎拓展而演变为"命门"学说。

汪机的学说可以说是东垣补土学派在"滋阴派"观点冲击下，向后世温补学说发展的一个"过渡"阶段。因东垣所论的脾胃内伤病相对较为单纯，治法也较为集中，而后世内伤杂病则更为复杂，故汪机所立乃补土治法之不足，以扩大其理论应用范围。

七、善补虚损薛立斋

薛己（公元 1487—1559 年），字新甫，又号立斋，故后世又称其薛立斋，江苏苏州人。薛己出身于御医世家，其家三代御医，薛己亦幼得家传而从医，其父过世后薛己子承父业，在朝廷中担任过一段时间御医。薛己早期的患者群以达官贵人为主，他甚至为皇帝诊病，地位不低。至不惑之年，薛己已名气甚高，却主动辞去京中官职而归故里，此后即以为民间百姓诊病为己任，并勤于著书立说。薛己的学术成就固然建立在其家传医学的基础上，受金元时期各大医家影响亦颇深，故薛氏常喜在整理前人著作的同时，也将自己的观点体会融入书中。其著作可以分为两种类型，一种是他亲笔撰写的著作，如《内科摘要》、《外科发挥》、《女科撮要》等，其中有些著作是其家学的体现，如《保婴撮要》是其和父亲共同的著作。这类著作中医案占据了相当大的篇幅；另一种是经过他校对并且附有批注的书籍，如《校注妇人良方》、《钱氏小儿药证直诀》等，这些都是薛氏大为赞赏的著作，因此也可反映一部分薛氏的学术观点。薛己在临床治疗中重视脾肾，常从虚损论治，这一方面和他原本的从医环境有关，另一方面也是补土学说在经过"滋阴派"冲击及明代理学洗礼后发生的演化。

薛己平素对各专科疾病涉猎颇广，并将其对内外妇儿及伤科的理论医案各集成册，这是薛氏在补土学说向专科发展方面的一大贡献。前代补土医家如李东垣等，虽在《兰室秘藏》这类的著作中也分门别类地论述疾病，但多以症状分类为主，还未能像薛己这般分病种乃至分科进行论述。补土学说的特点是常杂合在某些病种或某些疾病的治疗过程中，而非能够通治一切疾病。薛己对补土学说的应用正体现了这一特点，他将补土思想散在于各科的临床论治之中，更便于临床检索使用，弥补了前人的不足。如论外科疾病[35]，《外科枢要·论疮疡用生肌之药》中云"夫肌肉者，脾胃之所主。收敛者，气血之所使。但当纯补脾胃，不宜泛敷生肌之剂"；论妇科疾病首重益气升提以补血养血[36]，他也是最早将补中益气汤用于治疗妇科病的医家之一，《女科撮要·经候不调》中云"故心脾平和，则经候如常。苟或七情，内伤六淫，外侵饮食失节，起居失宜，脾胃虚损，则月经不调矣"；论儿科疾病也重视脾胃调理[37]，《保婴撮要·唇口蠕动》："唇为脾之华，口乃肺之窍，又阳明之脉，环唇口而交人中阳明胃也。是以脾胃虚者，多有此症，不独病后而已"；论骨伤科疾病则重健脾胃以补气血[38]，如《正体类要·正体主治大法》中云"次壮脾健胃，则瘀血易溃，新肉易生；若行克伐，则虚者益虚，滞者益滞，祸不旋踵矣"。薛己论病并不专于脾胃，常是就事论事，但因他所治疗的多是前医反复误治后的病例，或为迁延不愈的慢性病，故虚损之病多见；病至虚损，五脏皆病，一团乱麻，故薛氏论治中非常重视五脏之间的调和，而五脏之"平"又有赖于对中土的调节，因此也就不难理解他为何常由"补土"入手了。

薛己本身颇为崇尚李东垣的学说及方药，"朝服补中益气、夕服六味肾气"的经典补益方案便出自他手，但由其用药特色亦可看出，其融合了东垣益气升阳与丹溪滋阴的思想[39]。他在《疠疡机要·变证治法》中云："阳虚者，朝用六君子汤，夕用加减肾气丸。阴虚者，朝用四物汤加参、术，夕用加减肾气丸。真阳虚者，朝用八味地黄丸，夕用补中益气汤。"在另一医案中又云："一发热恶寒，若寸口脉微，名阳气不足，阴气上入阳中，则恶寒也，用补中益气汤。尺部脉弱，名阴气不足，阳气下陷于阴中，则发热也，用六味地黄丸。若暑热令而肢体倦怠，此湿热所乘，属形气虚而病气实也，当专补阳气，用补中益气汤。若发热大渴引饮，目赤面红，此血虚发热，属形病俱虚也，当专补阴血，用当归补血汤。"[40]由此可见，薛氏不仅深得东垣、丹溪学说精妙，而且在临床应用中将两者进行了巧妙的结合，以治阴阳虚损之证，拓宽了补土学说的应用范围。

薛己是补土医家中颇富特色的一位，于内外妇儿乃至骨科、外科、五官科等领域皆有所成就，其补土思想散于上述各专科疾病的论述中，而集中体现于虚损疾病的治疗上。对于补土学说在专科病方面的发展，薛己迈出了非常具有意义的一步。

八、细述补脾周慎斋

周子干（公元 1508—1586 年），字慎斋，明代江东太平县（今安徽）人。周子干中年因体弱多病，久治不效而自行学医。其人崇尚张元素、李东垣之说，参以刘河间，并曾拜名医薛立斋为师，颇得其真传。周子干总结提炼了辨证用药的二十六字玄机[41]，即"理、固、润、涩、通、塞、清、扬、逆、从、求、责、缓、峻、探、兼、候、夺、寒、热、补、泻、提、越、应、验"，乃治法之大要。其人强调治病需探求根本，其有一诗云："行医不识气，治法将何据，堪笑道中人，未有知音处。见痰莫治痰，见热莫攻热，喘生休耗气，见血不清血。无汗勿发汗，遗精莫补涩，明得个中机，方是医中杰。"该诗中所体现的理念得到了后世许多名医的欣赏，张景岳还把它收入了著作《类经》中。周氏一生忙于诊疗，极少亲自动笔写作，目前流传的著作多为其门人记录其口述或医案集合而成，包括《周慎斋遗书》《周慎斋医旨》及《医家秘奥》中的《周慎斋先生三书》。其弟子传人中较为有名的是明代末期的胡慎柔，著有《慎柔五书》，以治疗虚劳疾病而闻名，由此又可窥见慎斋先生在治疗虚损内伤病上也颇有造诣。

周子干对于补土学说的贡献主要集中在两个方面：一方面，详细论述了"补脾"法与补肾的区别与联系[42]。后世关于"补脾"与"补肾"孰优孰劣素有争议，尤其在明清之时最为盛行。而周氏乃是中立派，在东垣"脾胃不足百病丛生"的基础上，他指出"人之生死关乎气，气纳则为宝。气纳则归肾，气不纳则不归肾。气不归肾者，谓脾胃之气不得到肾也……总之，百病皆由胃气不到而不能纳肾，以致先后天生成之气不能相和所致"。周氏强调通过脾胃收敛阳气以藏于肾，这是他治疗各种疾病的基调。他还提出"补脾"与"补肾"之法各有适用指征，并于脉象、用药及病种方面进行了分析。周子干的脉学颇为后世所赞誉，在"补肾"与"补脾"的脉象指征上，他提出先天不足者病在尺脉，后天不足者病在寸脉，其中左寸微弱为后天阴虚，右寸微弱为后天阳虚。在病种方面则提出"补脾"适用于"虚损病"，而"补肾"适用于"劳病"等。具体治法方面，周氏提出两者用药方向不同，如"凡泄泻属脾宜燥，脾恶湿也；属肾宜润，肾恶燥也。肾之泄泻，失闭藏之令，不能收摄二便也"，"补脾兼补肾，不宜用白术。补肾兼补脾，不宜用熟地"。在许多临床细节中对"补肾"、"补脾"进行了区分辨析。另一方面，针对"脾胃"在发病中的地位作用发表了新的观点，并提出"补土"治法可分为三类。既往医家论补土与五行生克，多由土与其他四行的直接联系展开，而周子干则强调"亢害承制"，论述得更为深入，他提出"火亢、水亢、木亢、金亢，一有所亢，皆不能无累于脾……治宜用纳气法"，意为五行的各种平衡失调皆会波及中土，而其根本原因在于五脏未能得到充足的"脾胃之气"的供养，而致其内部不能平衡阴阳。这就将各种五行失衡都与脾胃相关联，使得中土与其余脏腑的单线联系变为立体而全面的关系。周氏还提出调理脾胃之法可分为"治理、调和、养补"三大类[43]。"治"是指用山楂等消导脾胃之药，"理"指四君子汤之健运之功；"调"指如参苓白术散之类能兼顾阴阳上下的方药；"养"指方中补药攻药等分者，而"补"也不只是指用了补脾药，如"补肾"之法也属于"生火暖土"之补法。周氏的这一分类独树一帜，颇为新颖，其实也是将"补肾"法纳入了补土的治法之中。

此外，周氏还指出，"阳气生发，阴气皆化为血，阳气不足，阴气皆化为火"，乃是将东垣脾胃内伤病"阴火论"及丹溪"阴虚火旺"论相结合的解读[44]。其学生胡慎柔便承袭这一学说，提出了"虚劳多由火"的观点，认为其治疗当分三关[45]："虚损之起……是皆阳气虚弱，倒入于内，便化为火，而发热也。须用保元或四君加黄芪，再加干葛以开肌，紫苏以开皮毛。病未多日者，服十五六剂，则自然汗来。损病初发十数日间，未经寒凉药，可用火郁汤、升阳散火汤及补中益气汤。若久之，则火郁汤不宜用矣，保元、四君继之。此为第二关，盖元气已虚，只助阳气，不宜散火。误以当归地黄补血，并黄柏知母苦寒，有形重味，反伤无形阳气，阳气愈弱，愈不升发，阳绝则阴亦随之而绝，损病之死，职此故也。

损病六脉俱数，声哑，口中生疮，昼夜发热无间。经云数则脾气虚。此真阴虚也。此第三关矣，则前保元、四君等剂，皆投之不应，须用四君加黄芪、山药、莲肉、白芍、五味子、麦冬，煎去头煎不用，只服第二煎、第三煎，此为养脾阴秘法也。"这乃是对脾胃内伤病中"虚热证"的进一步发挥，初起尊东垣升阳散火法，次以益气法，延至后期用补气养阴法，层层递进，法度分布，也是周氏一派的另一贡献，同时也对脾阴学说进行了一定阐发[46]。

综上所述，周子干在理论阐述上虽然强调脾肾两重，但治疗上更偏于"补土"，书中如"伤寒证中，须知有内伤，杂病证中，须知重脾胃。胃气不伤，百病皆易瘥"这样的观点俯拾即是。对于"补脾"与"补肾"之法的区别与联系，周氏论述得最为详尽细致，且贴近临床，为补土学说中争议最多的这一议题做出了突出贡献。同时，周氏及其学生沿袭东垣"阴火论"，将内伤虚损中虚热病的治疗加以补充完善，使其体系更为系统。

九、阳主阴随孙一奎

孙一奎（公元 1522—1619 年），字文垣，明休宁县前坑口（今安徽）人。孙一奎出身书香门第，早年时攻读儒学，见其父苦读劳累而致身体虚弱，便起了学医之心。年长后前往浙江一带经商，据说在这期间孙一奎遇到了一位医术精湛的道医，传授给他医术，孙验于临床发现确有良效，遂下定决心从医。孙一奎回家后便遍读医书，并拜汪石山的弟子黄古潭为师。学医三年后孙一奎自觉眼界狭窄，遂离开家乡而周游各地，寻访民间名师，刻苦学习，历经数十年终成一代大家。孙一奎所处的时期正是理学兴起之时，孙氏本人又是儒生出身，因此非常重视探求医理，强调"明证"，即重视辨证，反对仅执方书用药。他对于中医基础理论也多有发挥创新，尤其是创立了独具特色的命门和三焦学说。他自身亦为后世留下了内容丰富的著述，代表性的著作有《赤水玄珠》、《医旨绪余》、《孙文垣医案》等，其中《赤水玄珠》内含 30 卷，按病种不同分为 70 余门，详尽阐述了内外妇儿的多种疾病，并收纳了许多孙一奎原创的方药，书中常以道术进行说理，颇具时代特色。

孙一奎在补土学说的传承发展中是非常关键的人物。自东垣开创补土学说以来，对其冲击最大同时也影响最大的是丹溪"滋阴派"学说，两者所倡导的观点分歧较大，但确实又各有所长，因此补土学说也是在不断吸取对方优点的情况下进行发展。这一点在汪机身上已经得到体现，他假借剖析"滋阴"学说以宣扬东垣观点，将升阳之法与滋阴柔润相结合；孙一奎作为汪机的再传弟子，在这一点上颇有建树。在孙氏所处的明代，许多医家都有理学的基础，医学界说理之风兴起，对于医学的探究常结合《易经》及道术[47]，探讨得十分深入。在这种背景下，像汪机一样用偷换概念的方法宣扬"补气论"是行不通的，因此孙氏在继承其学说的基础上，将理学中"太极"的概念和命门结合起来，提出两肾间的命门为阴阳变化之根蒂，这里其实是融合了"滋阴"与"升阳"的观点[48]，即将阴阳融为一炉，皆谓其生于命门，而化元气行于三焦。他说："此二肾，如豆子果实，出土时两瓣分开，而中间所生之根蒂，内含一点真气，以为生生不息之机。命曰动气，又曰原气。"[49]从东垣到汪机再到孙一奎，有一点是代代相传的，即认为所谓"元气、谷气、荣气、清气、卫气、生发诸阳上升之气"与胃气其实指的都是同一样东西。东垣一直强调"阳旺则生阴血"，汪机则通过"营气"的概念加以说明，至孙文垣则提出人身阴阳皆生于肾间动气，以突出"阳主阴随"的观点。此外，孙一奎还驳斥了丹溪"相火为元气之贼"的说法，用火分君相的概念提出"正火邪火"之说，此观点在于强调人身阳气有与阴精同等重要的地位；同时倡导"三焦无形说"，认为三焦相火发于命门，是无形元气通行之路[50]，不应拘泥于脏腑之说。这些观点之间联系紧密，都是为了说明中土元气的性质及其运行特点。与补土前辈们的不同在于，孙氏更为注重温肾，从先后天两本论治，而这一点从"火生土"的角度也不难理解[51]。可以说东垣的益气升阳重在中土的升降功能，而后世的温肾滋补重在补土之形质。

孙一奎上承东垣，下启温补，可以说是一位承接式的人物。由明代开始，医家重视对于医学理论的探讨，故补土理论也得到了进一步深化。孙氏正是从生化的本源探讨中土元气的由来，引入命门动气的概念，提出先后天两本并重的观点，是对于补土学说的发展与承接。

十、首论脾阴缪希雍

缪希雍（公元 1564—1627 年），字仲淳，号觉休居士，明代海虞（今江苏）人。缪氏幼年父亲早亡，家道中落，以致体质虚弱，17 岁时患疟疾而医生治之乏效，缪希雍便自行检阅医书，从《素问》"夏伤于暑，秋必痎疟"一语治之而愈。此后便留心医道，其交友广阔，好友中不乏名医，他与王肯堂之间的友谊则最为人称道，据说两人经常互相交流心得，缪还治好了王夫人的心口疼病。缪希雍涉猎颇广，他本身为文人出身，强调"凡为医师，当先读书。文理不通，动成窒碍"，由此可见他对医理的重视。缪氏还常与游侠武士为伍，甚至参与政治，曾经加入东林党进行反对宦官当政的活动，亦参与水利屯田等事务，这在诸多名医中是非常少见的。正因缪氏其人行事不循常道，因此在医学方面也颇多创新，如其重视外感热病的研究，就一反伤寒以用温药为主的特点，提出热证居多，临床喜用白虎汤类方，而启后世温病之先河；同时缪氏又因常在南方各地广泛游历，提出江南各地不适合用麻桂之剂，而改用羌活汤以治疗太阳病等，这些都体现出缪希雍临证用药的别具风格。缪希雍的论著不少，较为有代表性的有《神农本草经疏》、《先醒斋医学广笔记》等。

缪希雍对补土学说的主要贡献是启脾阴说之先河[52]，缪氏崇尚刘河间"六气皆从火化"的火热病学（这可能与当时的流行病种相关），于三阳病中又独重阳明，指出"治热病先防亡阴，后防亡阳"，在这一固护阴液的基础上提出了脾阴学说。其人云，"世人徒知香燥温补为治脾虚之法，而不知甘寒滋润益阴之有益于脾也"，"胃主纳，脾主消。脾阴亏则不能消，胃气弱则不能纳，饮食少则后天元气无自而生，精血坐是日益不足也。经曰：损其脾者，调其饮食，节其起居，适其寒温，此至论也。不如是则不足以复其脾阴" [53]。同时还指出了对脾气虚和脾阴腹胀的鉴别，"若因脾虚，渐成胀满，夜剧昼静，病属于阴，当补脾阴；夜静昼剧，病属于阳，当益脾气"。缪氏的脾阴学说对后世叶天士的影响很大，叶氏在此基础上完善了脾胃阴虚论及脾胃分治理论[54]。同时，缪希雍也承接东垣特色，重视从升降论治。《先醒斋医学广笔记》中云："天地之间，动静云为者，无非气也。人身之内，转运升降者，亦气也。天地之气不和，则山川为之崩竭。人身之气不调，则肠胃失其转输。"同样，缪氏的升降理论也体现出重视阴分的特点，与东垣注重升阳益气不同，缪氏着重于滋阴降气[55]，并提出"降气以降火"的观点，并将此治法用于治疗吐血证，提出了"宜行血，不宜止血；宜补肝，不宜伐肝；宜降气，不宜降火"三法。缪氏的降气之法颇具一格，喜用苏子、枇杷叶等降而不燥之药，可以说是补足了东垣升降理论中偏于升提，拙于降法的不足[56]。同时，缪氏在清降的同时又注重固护脾胃，与前人径用苦寒降法不同，他提到"胃气一败，百药难施"，这与东垣调升降独重中土的思想是一致的。

总而言之，缪希雍的学术思想中重视中土脾胃的特色突出，其诊疗思路亦常从升降出入的角度展开，但较之前人，缪氏以固护脾阴，突出降气为主，乃脾胃阴伤不降学说之先导。

十一、善论脾肾李中梓

李中梓（公元 1588—1655 年），字士材，明末清初上海浦东惠南镇（今江苏）人。李中梓出身于书香世家，其家族因忠烈御敌而在当地颇有盛名，其父亲乃是万历年间进士，曾任兵部主事，可惜在李中梓幼年时便已去世。李中梓本也曾习科举，但早年取得秀才后便屡试不第，其后便隐居而不参与俗务，曾有人举荐而不为官。李中梓一开始习医是因其母亲患病，其后兄长及幼子均因病过世，更使其一心从医，最终成为当时上海的四大医家之一。李中梓出身门第不俗，性情矜贵，其患者多出自富贵人家，因此李氏在治瘥病及养生等方面亦积累了颇多心得。其人注重著书总结，传道授业，据文献记载，其著作有《内经知要》、《医宗必读》、《删补颐生微论》等至少十余种，但目前保留下来的仅有九种。李中梓的弟子人数众多，且遍布江南各地，除门人的直接传承外，对后世著《伤寒贯珠集》的尤在泾亦影响颇大。李氏所处的时期，人民生活较为富足，且其患者群多为"尊荣人"，故其用药的整体风格好补不好攻，好温不好寒。同时，这一时代在经历了明代理学的洗礼后，先后天两本的概念已深入人心，因此李氏的学术思想也承袭这一时代特点，以强调从脾肾论治为主。同时他也对前世的金元四大家进行了评述并将其理论互相融合，也体现了清代集大成而融前说的特点。

李中梓对补土学说的贡献首先体现在他对脾肾关系的评述[57]。虽然这一时代的医家都强调脾肾并重，但李中梓更为清晰地论述了两者之间的联系[58]，他在《删补颐生微论·后天根本论》中说："愚尝统而论之，脾胃者，其坤顺之德，而有乾健之运，故坤德或惭，补土以培其卑监，乾健稍弛，益火以助其转运。此东垣、谦甫以补土立言，学士用和以壮火垂训。盖有见乎土强，则出纳自如。火强则转输不怠，火为土母，虚则补其母，治病之常经也。"李氏认为前人重脾土和重肾元都是有道理的[59]，因肾中火能生土，故治疗土虚须脾肾兼顾。同时，他在《医宗必读·虚痨》中又提出两者治法有所不同："救肾者必本于阴血，血主濡之，血属阴，主下降，虚则上升，当敛而抑，六味丸是也；救脾者必本于阳气，气主煦之，气为阳，主上升，虚则下陷，当升而举，补中益气汤是也。"如补脾与补肾之法有所矛盾的，李中梓也提出了他的看法："又如补肾理脾，法当兼行，然方欲以甘寒补肾，其人减食，又恐不利于脾；方欲以辛温快脾，其人阴伤，又恐愈耗其水。两者并衡而较重脾者，以脾土上交于心，下交于肾故也。若肾大虚，而势困笃者，又不可拘。要知滋肾之中，佐以砂仁、沉香，壮脾之中，参以五味、肉桂，随时活法可耳。"[60]

李中梓之所以花了如此多的笔墨阐述两者关系，是因为在这一时期补土学说受"先后天两本"观念的影响，"补肾"与"补脾"之争较为激烈，临床应用也非常强调这两方面的配合。而从整体上看，李中梓的补土倾向还是比较明显的，体现在其学说的两个特点之上：一是继承东垣特色强调阳主阴随[61]。他说："无阳则阴无以生，无阴则阳无以化。然物不生于阴而生于阳，譬如春夏生而秋冬杀也。"这是他用药"多事温补，痛戒寒凉"的原因之一。二是强调五行生克在辨治中的地位。自脏腑辨证盛行以来，医家论述多重实质而轻属性。而李中梓论治常从五行角度进行分析，如对于虚证的治则他如此论述："如脾土虚者，必温燥以益火之源；肝木虚者，必濡湿以壮水之主……"同时也突出五行胜复，如"金太过，则木不胜而金亦虚，火来为母复仇"等。他反对用苦寒药也是从五行生克的角度进行分析："每见世俗，一遇脾胃虚滞。便投曲、卜、楂、芽、香砂、枳、朴，甚而用黄连、山栀，以为脾胃良方，而夭枉者更仆难数矣。不知此皆实则泻子之法。因脾胃有积聚、有实火，元气未衰，邪气方张，用破气之剂，以泻肺金宅气之脏，诚有功效。"

李东垣提出补土学说时，正以脾土不足，五行转化受阻而提出"火乘土"、"水反侮土"、"火不生土"等各种"脾胃病"病机，李中梓在这里亦是承接了这一分析思路，丰富了补土的辨证体系。李中梓在养生方面的贡献也与补土思想密切相关，他承袭"饮食失节"及"七情内伤"皆伤脾土的观点[62]，提出饮食和劳倦是养生的两大重点。

综上所述，李中梓是明末清初先后天之论盛行时期较为具有代表性的补土医家，临床喜从脾肾论治，从肾补火生土，强调阳主阴随；又喜从五行推演分析疾病病机，可谓是对李东垣原创辨治思路的"回归"。

十二、湿热分治薛生白

薛雪（公元 1661—1750 年），字生白，清代江苏吴县人。薛雪多才多艺，早年从名儒叶燮学习，书画诗文皆佳，又善拳技，与文人墨客交友甚广，他所作的《一瓢诗话》也是后世诗歌文学研究的热点。后薛雪因母亲患湿热病而屡治乏效，遂致力于学医。在这一过程中薛氏曾专研《黄帝内经》，而作《医经原旨》六卷。其后又苦心钻研湿热证，而成《湿热条辨》一书（该书又名《湿热病篇》）。薛雪以温病学方面的成就为人所称道，故被认为是与叶天士齐名的一代名医。《湿热条辨》模仿《伤寒论》及《温病条辨》的体例格式，以条文的形式阐述湿热病的治则及方药，每条条文下有薛氏自己的注解，此书乃薛氏学术思想的集中体现。除了上述书籍外，据说《膏丸档子》、《伤科方》、《薛一瓢疟论》及《吴医汇讲》中所收录的《日讲杂记》均为薛氏所作。

薛雪在"湿热病"治疗方面颇有建树，以脾胃为核心，建立了一套由表入里、从上到下的立体辨证模式[63]。首先，提出湿热病发生于脾胃[64]。薛雪认为湿热病邪与寒邪不同，常从口鼻而入，直接归于脾胃："从表伤者十之一二，由口鼻入者十之八九。阳明为水谷之海，太阴为湿土之脏，故多阳明太阴受病。"章虚谷注《湿热条辨》时云："胃为戊土属阳，脾为己土属阴，湿土之气同类相召，故湿热之邪始虽外受，终归脾胃也。"薛氏还认为湿热病的病机转化关键亦在于脾胃，《湿热条辨》的开篇中即云："湿热病属阳明太阴经者居多，中气实则病在阳明，中气虚则病在太阴。"[65]因此他对于湿热病的治疗以湿热分治为特色，湿重从寒化则由太阴论治，热重从燥化则由阳明论治。其辨证体系虽然融合了六经、三焦、气血营卫等诸多内容，但皆以脾胃作为论治的核心。其次，薛雪认为脾胃内伤是湿热病发生的内在基础[66]。其书中云："太阴内伤，湿饮停聚，客邪再至，内外相引，故病湿热。此皆先有内伤，再感客邪，非由腑及脏之谓。若湿热之证，不挟内伤，中气实者，其病必微。或有先因于湿，再因饥劳而病者，亦属内伤挟湿，标本同病。"故薛氏在祛湿热中首重脾胃[67]，他认为如果中气不虚，则湿热病一般局限于脾胃，此为"正局"；如否，则有入营入血或传入下焦肝肾等变化，需要再酌情论治，然而从脾化湿、从胃清热乃不变的法则。再次，薛雪阐述了脾胃湿热病的传变规律。薛氏提出脾胃湿热病也分表里证，其中的表证"乃太阴阳明之表，而非太阳之表。太阴之表，四肢也，阳明也，阳明之表，肌肉也，胸中也"。故湿伤于表，不从伤寒法，而当以脾胃表证而论治。如以表里为界，脾胃湿热病以太阴阳明为核心，由此出外则有膜原、肌肉、卫阳、体表四个层次，而入里则可为少阴、厥阴病[68]。从寒热的角度，脾胃湿热病寒化可为太阴、少阴、厥阴三阴病，而热化则为阳明、少阳（膜原）、厥阴病等。书中还阐述了其脾胃传变规律的"常证"与"异证"[69]，即类似于《伤寒论》中的"正治"和"误治"变化。

总之，薛雪对于补土理论的贡献主要集中在湿热病领域中[70]，其对于湿热证治的阐述不仅完善了温病体系，也拓宽了补土学说的应用范畴；脾主湿，湿热为脾胃最常见也是最相关的邪气，薛氏对于湿热病系统性的阐述，更是建立了一套脾胃与三焦表里、气血营卫的立体辨证体系[71]，对于补土学说在其他领域的应用也颇有借鉴意义。

十三、胃喜柔润叶天士

叶天士（公元 1667—1746 年），又名叶桂，号香岩，江苏吴县人。叶天士出生于富庶而交通发达的江南地区，且叶家又是世代行医的医学世家，为叶天士学医提供了优渥的前提条件。叶天士先师从其父，叶父过世后又拜过多位名师，据说曾师从名家十七人，可谓博取众家之长。后世挂名叶天士的著作颇多，但据说叶天士自身忙于医务，很少亲笔论著，多数著作都是由其门人或是后代整理而成，其中较为有代表性的著作包括《临证指南医案》、《温热论》等。叶天士平素有记载医案的习惯，故为后世留下了非常丰富的临床案例资料，这也是叶氏著作特点之一。但医案中按语往往非常简略而杂乱，故后世所总结的叶氏学术理论常常是注者在医案的基础上提炼而成的。

叶天士本身对于东垣的学说十分推崇，称"脾胃为病，最详东垣"，而仲景和东垣重视脾胃的学术特色在叶氏医案中也有所体现。后世普遍认为叶天士对于补土学说的贡献主要是在"脾胃分治"及"柔润降胃"两个方面[72]。叶天士认为东垣的学说"详于治脾，而略于治胃"，基于"脾喜刚燥，胃喜柔润"，故谓东垣升阳益气之方药乃治脾之法，而治胃当以甘濡润降为法。后人总结为"若脾阳不足，胃有寒湿，一脏一腑，皆宜于温燥升运者，自当悟遵东垣之法。若脾阳不亏，胃有燥火，则当遵叶氏养胃阴之法"，此即脾胃分治之说，突出了治"脾"与治"胃"的不同，是对补土学说的进一步发展细化。

叶天士对于治胃还有两个重要观点，一是重视胃的通降。叶氏的著作中说"脾宜升则健，胃宜降则和"，"胃气上逆固病，即不上逆，但不通降，亦病矣"，皆强调胃常病于不降。叶天士认为胃属腑而脾属脏，"脏宜藏，腑宜通"，故"腑宜通即是补"，由此"降胃"便也是"补土"。二是降胃重视滋阴润降之法。其门人华岫云总结叶氏的降胃特点时说"所谓胃宜降则和者，非辛开苦降，亦非苦寒下夺以损胃气，不过甘平或甘凉濡润以养胃阴，则津液来复，使之通降而异矣"。前人降胃，多以苦寒为主，这与《伤寒论》中阳明燥结常以"热"为主的特点不无关系；而叶天士乃温病大家，尤其重视阴津的保护，他指出，"太阴湿土，得阳始运，阳明燥土，得阴自安"，故选方常以麦门冬汤等为代表，重视通过养阴生津以降胃，这也是弥补了"降胃"法的不足。此外，叶氏的著作中还体现出对脾胃分阴阳论治的特色[73]。在《临证指南医案》中，其按语中谓"胃易燥，全赖脾阴以和之。

若脾阴一虚，则胃家饮食游溢之精气，全输于脾，不能稍留津液以自润，则胃过于燥而有火矣，故欲得食以自资，治当补脾阴，养营血，兼补胃阴，甘凉濡润，或稍佐微酸，此乃脾阴之虚而致胃家之燥也"。此处可见叶天士是将脾阴及胃阴分开论治的。

　　叶氏亦在医案中反复提及"脾阳"及"胃阳"的概念，某些医案后还会特意标出"胃阳虚"或"脾阳虚"的字样。其文中云："若有胃阳虚者，参苓必进；脾阳衰者，术附必投。"由此又可见其治"胃阳"与"脾阳"之不同。其门人总结道："今案中所分胃阴虚、胃阳虚、脾胃阳虚……其种种治法，最易明悉，余不参赘。总之脾胃之病，虚实寒热，宜燥宜润，固当详辨。其于升降二字，尤为紧要，盖脾气下陷固病，即使不陷，而但不健运，已病矣。胃气上逆固病，即不上逆，但不通降，亦病矣。"其实李东垣在论治脾胃病时，亦将重心放在"升降"二字上，用药以恢复脾升胃降之常为目的，故叶天士治中土的思路与李东垣乃是一脉相承，但叶天士对于脾胃分治的分类更细且治法更完备，可谓是在东垣的基础上进行了发挥和补充。叶天士的相关创新也可视为补土学说在温病领域的发展，突出了对润胃降胃之法的补充。

参 考 文 献

[1] 荣翠平，赵育芳. 从整体观探析钱乙的"脾主困"思想[J]. 光明中医，2010，25（3）：407-409
[2] 张南. 钱乙制方运用升降药物机理之探讨[J]. 中医儿科杂志，2008（2）：16-18
[3] 牛笛，孙远岭，王倩. 浅谈钱乙《小儿药证直诀》脾胃论思想[J]. 四川中医，2015，33（3）：17-19
[4] 周正，张明. 《小儿药证直诀》顾护脾胃学术思想探析[J]. 中医药临床杂志，2014，26（7）：742-743
[5] 朱锦善. 钱乙的脾胃观及其在脾胃学说上的贡献[J]. 江西中医学院学报，1988（1）：7-10
[6] 龙玲. 试论张子和补益学术思想[J]. 辽宁中医药大学学报，2011，13（8）：127-128
[7] 赵红霞，赵凯维，尹俊县. 张子和"补法"学术思想探讨[J]. 中国医药导刊，2012，14（7）：1222-1223
[8] 董尚朴. 张子和的脾胃论与治疗特色[C]//中国科学技术协会学会学术部. 第十三届中国科协年会第 4 分会场——中医药发展国际论坛论文集. 天津：中国科学技术协会学会学术部，2011：20-22
[9] 杨天荣. 王好古"阴证论"与脾胃学说[J]. 北京中医，1992（6）：46-47
[10] 张沁园. 王好古伤寒阴证学术特色浅议[C]//中华中医药学会仲景学说分会. 全国第二十二次仲景学说学术年会论文集. 北京：中华中医药学会仲景学说分会，2014：3
[11] 张沁园. 王好古学术特色浅议[J]. 中国中医药现代远程教育，2014，12（5）：17-19
[12] 王新智. 王好古学术思想探讨[J]. 福建中医学院学报，2004（3）：37-39
[13] 李森钰. 王好古中医药学术思想研究[J]. 内蒙古中医药，2016，35（9）：151
[14] 傅文录. 王好古辨治"三阴证"学术思想探析[J]. 河南中医，2012，32（4）：426-428
[15] 王祖雄，谭学林. 罗天益学术思想初探[J]. 浙江中医学院学报，1984（3）：1-3
[16] 李付平. 《卫生宝鉴》中罗天益的"脾胃观"探讨[J]. 时珍国医国药，2013，24（11）：2736-2738
[17] 程志文. 论罗天益脾胃病辨治特点[J]. 浙江中医杂志，2014，49（10）：708-710
[18] 段荣书. 试论罗天益在理论上的建树[J]. 新疆中医药，1990（3）：9-10
[19] 杨景锋，任艳芸. 罗天益学术思想研究文献评价[J]. 陕西中医学院学报，2012，35（6）：7-9
[20] 杨天荣. 浅论罗天益的学术思想[J]. 北京中医，1991（6）：39-41
[21] 毛其州，张翼宙. 浅谈李东垣与朱丹溪之脾胃学术思想[J]. 陕西中医学院学报，2015，38（2）：24-25

[22] 高启龙. 试论朱丹溪"清养"脾胃思想[J]. 江苏中医药, 2004（11）：4-5

[23] 吴林胜, 林纯丽. 浅谈李东垣与朱丹溪之升降观[J]. 光明中医, 2005（5）：6-7

[24] 郭文岗, 吴志刚. 浅谈朱丹溪阴虚治疗从脾胃的特点[J]. 贵阳中医学院学报, 2007（2）：51-53

[25] 朱林平, 徐宗佩. 朱丹溪"六郁学说"与脾胃关系谈[J]. 天津中医药, 2013, 30（8）：482-483

[26] 朱玉. 朱丹溪脾胃观初探[J]. 甘肃中医学院学报, 1988（2）：9-11

[27] 顾植山. 汪机学术思想及临床思维探析[J]. 中医文献杂志, 2001（2）：3-5

[28] 汪晓艳. 汪机学术思想与脾胃病证治[J]. 中医药临床杂志, 2008, 20（6）：548-550

[29] 潘华敏, 赵保安. 略论汪机的医学思想及其治病特点[J]. 上海中医药杂志, 1992（8）：35-37

[30] 徐雯洁, 徐世杰. 基于护阴理论的汪机、吴澄、叶天士三家脾胃思想研究[J]. 中华中医药杂志, 2017, 32（3）：1206-1208

[31] 王晓鹤. 浅析汪机的营卫论[J]. 中医药研究, 1993（6）：9-10

[32] 潘云, 王键. 汪机《营卫论》阴阳观探析[J]. 安徽中医药大学学报, 2015, 34（1）：9-10

[33] 潘云, 王键. 汪机"营卫一气说"的内涵深析[J]. 环球中医药, 2016, 9（1）：86-89

[34] 董晓青. 新安医家汪机营卫气血观述评[J]. 中医药临床杂志, 2014, 26（2）：121-123

[35] 江玉, 和中浚, 周兴兰, 等. 薛立斋外科学术成就与特色[J]. 四川中医, 2009, 27（4）：40-42

[36] 王新智. 薛己妇科学术特点探析[J]. 中国中医基础医学杂志, 2005, 11（2）：156-157, 160

[37] 王尊旺, 李奕祺. 薛己《保婴撮要》的学术思想与儿科治疗特色[J]. 福建中医药大学学报, 2014, 24（5）：70-72

[38] 李禾, 黄枫. 从《正体类要》看薛己的治伤用药特点[J]. 广州中医药大学学报, 1996（Z1）：94-96

[39] 朱炳林. 薛己用补中益气的经验[J]. 中医药学报, 1989（3）：26-28

[40] 沈仲圭. 薛己温补学说简述[J]. 上海中医药杂志, 1962（11）：5-7

[41] 胡泉林. 行医须识气 治法方有据——《慎斋遗书》探微[J]. 上海中医药杂志, 1992（6）：1-4

[42] 江珂镔, 王悦. 周慎斋论治内伤虚损病证思想探析[J]. 云南中医学院学报, 2013, 36（6）：83-84

[43] 修成奎, 林晓峰. 周慎斋学术思想浅谈[J]. 黑龙江中医药, 2013, 42（1）：3-4

[44] 李济仁, 孙世发. 《慎斋遗书》窥探[J]. 江苏中医杂志, 1986（1）：10-12

[45] 左维民, 王少华. 《慎柔五书》论治虚劳探要[J]. 江苏中医, 1988（8）：41-43

[46] 何绪屏. 周慎斋对脾胃内伤学说的发挥[J]. 广州中医学院学报, 1993（2）：104-106

[47] 刘玉玮. 明代医家孙一奎及其思想认识论[J]. 中国中医药现代远程教育, 2010, 8（23）：1-3

[48] 刘志. 孙一奎"命门动气学说"的形成与影响[J]. 吉林中医药, 2013, 33（9）：954-956

[49] 方莉, 李达, 童佳兵, 等. 孙一奎命门动气学说浅析[J]. 中医药临床杂志, 2012, 24（12）：1223-1224

[50] 徐子童. 孙一奎《医旨绪余》学术思想探析[J]. 甘肃中医药大学学报, 2016, 33（2）：38-41

[51] 崔天悦. 孙一奎命门三焦说及其临床应用[J]. 山西中医, 1994（4）：2-5

[52] 汪洋. 从《本草经疏辑要》引文探仲淳脾阴思想影响[C]//中华中医药学会中医医史文献分会. 整理、传承、发展——中医医史文献研究的新思路——中华中医药学会第十五次中医医史文献学术年会论文集. 北京：中华中医药学会中医医史文献分会, 2013：2

[53] 郑廷彰. 浅探缪希雍论治脾阴特色[J]. 福建中医学院学报, 2007（6）：54-55

[54] 虞胜清. 缪希雍脾胃观及其临床应用探讨[J]. 江西中医药, 1998（3）：52-53

[55] 徐年年, 熊秀萍. 缪希雍降气思想简介[J]. 中医药导报, 2016, 22（10）：117-118

[56] 邢斌. 缪希雍升降论探析与体悟[J]. 上海中医药杂志, 2010, 44（10）：11-12

[57] 张艳, 张国霞. 李中梓"肾为先天本，脾为后天本论"探析[J]. 湖南中医杂志, 2015, 31（4）：143-144

[58] 姜玥, 段永强, 王韶康. 李中梓对易水学派"脾肾相关"学术思想继承及临床应用[J]. 亚太传统医药, 2017, 13（24）：85-87

[59] 王蓓蓓. 李中梓重"先后二天"思想探讨[J]. 云南中医中药杂志, 2017, 38（6）：14-17

[60] 柳永敏. 李中梓脾肾学说探讨[J]. 中医临床研究, 2013, 5（23）：41-43

[61] 陈丽平，李嘉陵. 李中梓升提治泻法的理论依据和适应病症[J]. 成都中医药大学学报，2011，34（2）：10-11，13

[62] 陈志杰. 李中梓的医学学术思想研究[D]. 石家庄：河北医科大学，2007：27-28

[63] 黄欢，黄家诏. 薛生白辨治湿热病浅析[J]. 时珍国医国药，2009，20（1）：242-243

[64] 李士懋，田淑霄. 再析薛生白《湿热论》传变规律[J]. 河北中医学院学报，1995（4）：1-3

[65] 王辉武. 略谈《湿热病篇》的学术特点[J]. 成都中医学院学报，1981（2）：16-18

[66] 肖照岑，屠延寿. 《湿热病篇》学术思想探讨[J]. 天津中医学院学报，1984（1）：14-22

[67] 冀敦福. 《湿热病篇》治湿思想探析[J]. 天津中医学院学报，1988（4）：11-13

[68] 肖培新，宋乃光. 薛雪《湿热病篇》"层次"辨证规律探讨[J]. 北京中医药大学学报，1997（5）：30-31

[69] 郑齐. 薛雪湿热病辨治中的常变思维[J]. 辽宁中医药大学学报，2012，14（4）：44-45

[70] 文赟，吴晨荻，肖古月，等. 浅析中气与湿温病发生发展的关系[J]. 云南中医中药杂志，2016，37（4）：12-14

[71] 黄欢，黄家诏. 薛生白辨治湿热病浅析[J]. 时珍国医国药，2009，20（1）：242-243

[72] 王邦才. 论叶天士对脾胃学说的发挥与创新[J]. 浙江中医杂志，2014（3）：157-158

[73] 吴香玲，张跃明，谢丹. 叶天士关于脾胃分治的理论浅析[J]. 云南中医学院学报，2015（1）：45-47

第五章　补土相关方药阐述

一、古籍经方

补土理论发展至今，先代医家创立了许多方药，其中古代医家所创的不少方药应用甚广，成为中医的经典方药。不同的补土方药所针对的情况也有所差异，如脾胃内伤中有偏表者，有偏里者；有急进而起者，也有缓慢起病者；有纯内伤者，也有兼外感者；同时脾虚内伤者常易生湿，更有夹痰、夹饮、夹水等多种复杂情况。本章中选取针对不同情况的代表性方药，简述如下。

（一）小建中汤

在《伤寒杂病论》的诸多方药中，小建中汤是与补土理论最有"缘分"的一张方子。补土开山祖师李东垣于《脾胃论》中称，他在开创补土系列方药前，也常用数张经方以调治脾胃内伤之病，其中一种便是黄芪建中汤，即小建中汤变方，因此该方可谓是串连传统经方方药与东垣补土方药的桥梁。而田合禄教授在《五运六气解读脾胃论》一书中对该方也给予了较高评价，他认为东垣所论的"脾胃病"本质乃是少阳三焦相火衰弱，而建中汤类方乃是针对其"营卫虚"层面的主治方药。

《脾胃论·脾胃胜衰论》中云："若脉弦，气弱自汗，四肢发热，或大便泄泻，或皮毛枯槁、发脱落，从黄芪建中汤。"这与《伤寒杂病论》的记叙基本是一致的。《伤寒论》中有"脉大为劳"一说，《内外伤辨惑论·辨阴证阳证》中亦云："故气口脉急大而涩数，时一代而涩也……元气不相接，脾胃不及之脉。"此处意指虚劳病常为气外浮散而不能收敛，此即脾胃内伤病初起时的"热中"病，为脾胃气虚初起不为虚寒，反而表现为一种"虚热"证。其气浮越于表，故表热有余而里气实不足，此时当从表实营卫以阻止气的进一步外散，酸甘清热而敛营分，并用甘甜实里气。此即建中类方治虚劳原意，亦乃脾胃内伤"热中"病的治法之一。

1. 出处

小建中汤出自仲景《伤寒杂病论》，分见于《伤寒论》、《金匮要略》，宋版（下同）《伤寒论》第 100 条云"伤寒，阳脉涩，阴脉弦，法当腹中急痛，先与小建中汤。不差者，小柴胡汤主之"，第 102 条云"伤寒二三日，心中悸而烦者，小建中汤主之"。《金匮要略》的血痹虚劳病篇中云"虚劳里急，悸，衄，腹中痛，梦失精，四肢酸疼，手足烦热，咽干口燥，小建中汤主之"。

方用："桂枝三两（去皮）、甘草三两（炙）、大枣十二枚、芍药六两、生姜二两、胶饴一升，上六味，以水七升，煮取三升，去滓，内胶饴，更上微火消解，温服一升，日三服。"方后有备注云："呕家不可用建中汤，以甜故也。"

2. 病症特点

小建中汤为甘温补虚之方，临证可见腹痛，大便干或欠顺畅，心慌心悸，手足心热，腹诊可扪及腹主动脉搏动，此为小建中汤病症特点。

3. 应用指征

方有执在《伤寒论条辨》中言："小建中者，桂枝汤倍芍药而加饴糖也。桂枝汤扶阳而固卫，卫固则营和。倍芍药者，酸以收阴，阴收则阳归附也。加胶饴者，甘以润土，土润则万物生也。建，定法也，定法唯中，不偏不党，王道荡荡，其斯之谓乎。"小建中汤为桂枝汤类方，由桂枝汤倍芍药加饴糖而成，故其在功效上具桂枝汤体质——面肤偏白，易汗，易心慌，体质虚羸，其不同之处为倍芍药加饴糖。

芍药一药，仲景主要用来缓急止痛，在《伤寒论》、《金匮要略》中，很多急痛症均用到芍药，如芍药甘草汤治疗脚挛急，四逆散也可以治疗腹中挛急疼痛，方剂黄芪汤方后加减法中言"胃中不和者，加芍药三分"，真武汤治疗腹痛，温经汤治疗"少腹里急"，枳实芍药散治疗"产后腹痛"，当归芍药散治疗"腹中疞痛"，大柴胡汤治疗"心下满痛"，桂枝加芍药汤、桂枝加大黄汤治疗"腹满时痛"、"大实痛"，附子汤治疗"身体痛"、"骨节痛"[1]，故挛急性疼痛为小建中汤应用指征。饴糖，甘温补虚，对于虚损性患者尤宜，临证中患者多诉喜食甜食，这便为使用饴糖的指征。加了饴糖的小建中汤治疗人群特点要比无饴糖的桂枝加芍药汤更加虚弱化。若患者腹痛伴有明显反酸，则不是小建中汤的适应证。

疾病谱方面，结合方证表现，小建中汤可治疗肺结核、十二指肠球部溃疡[2]、慢性萎缩性胃炎、过敏性结肠炎、胃肠神经官能症、肠系膜淋巴结炎、慢性腹膜炎、过敏性紫癜、痛经、便秘、慢性肝炎、免疫性肝病、肝硬化、低血压症、神经衰弱、心律失常、贫血、小儿尿频及遗尿、小儿头痛、小儿腹痛、婴幼儿营养不良、婴幼儿便秘等，也可用于虚弱儿童改善体质[3]。

（二）桂枝汤

在遵循六经辨证的《伤寒论》中，疾病被分为三阴三阳，以阳病为偏实，阴病为偏虚，其中又以太阴病与脾胃病关系最为密切。而桂枝汤实乃太阴表病的主治方，经云："太阴病，脉浮者，可发汗，宜桂枝汤。"对于脾胃虚损之人，出现外感而又见里气不足时，甘温补脾进而固表的桂枝汤乃是表里兼顾之方，即脾胃内伤病的解表之方。桂枝汤与建中汤联系紧密，可视为其变化方。后世有医家认为，桂枝汤其实不是一张单纯的解表方剂，也是调补虚损的"营养方"。

1. 出处

桂枝汤出自仲景《伤寒杂病论》，分见于《伤寒论》、《金匮要略》，为伤寒第一方，主治范围很广，如《伤寒论》第12条云"太阳中风，阳浮而阴弱，阳浮者，热自发；阴弱者，汗自出。啬啬恶寒，淅淅恶风，翕翕发热，鼻鸣干呕者，桂枝汤主之"，第13条云"太阳病，头痛、发热、汗出、恶风，桂枝汤主之"。在伤寒体系中，桂枝汤也代表了一种"和解法"，如第387条云"吐利止而身痛不休者，当消息和解其外，宜桂枝汤小和之"。同时，在《金匮要略》妊娠病篇，也有桂枝汤的论述，"妇人得平脉、阴脉小弱，其人渴，不能食，无寒热，名妊娠，桂枝汤主之"。

方用："桂枝三两（去皮）、芍药三两、甘草二两（炙）、生姜三两、大枣十二枚（擘）。上五味，㕮咀三味，以水七升，微火煮取三升，去滓，适寒温，服一升。服已须臾，啜热稀粥一升余，以助药力，温覆令一时许，遍身漐漐，微似有汗者益佳；不可令如水流漓，病必不除。若一服汗出病瘥，停后服，不必尽剂；若不汗，更服，依前法；又不汗，后服小促其间，半日许令三服尽。若病重者，一日一夜服，周时观之，服一剂尽，病证犹在者，更作服；若汗不出，乃服至二三剂。禁生冷、粘滑、肉面、五辛、酒酪、臭恶等物。"

2. 病症特点

桂枝汤为补虚之方，临证可见疲劳，汗出，发热，怕冷，大便不成形，腹壁薄而无力，表皮较硬，腹直肌紧张。

3. 应用指征

桂枝汤只有五味药，却是仲景加减变化最多的方剂，掌握其应用指征，不妨拆开桂枝汤，从方根切入。桂枝汤由桂枝、甘草，芍药、甘草，两对方根组成。桂枝甘草汤，为仲景治疗心悸之基础方，《伤寒论》第64条言："发汗过多，其人叉手自冒心，心下悸，欲得按者，桂枝甘草汤主之。"条文中所论述乃是虚人服用麻黄剂或峻汗之后，出现汗出过多、心慌心悸的病症，此时用四两桂枝、二两炙甘草以定心悸，温补心阳。仲景体系中许多可治疗心悸症状的方药，均是由桂枝甘草汤化裁，如桂枝甘草龙骨牡蛎汤、桂枝去芍药加蜀漆牡蛎龙骨救逆汤、桂枝加龙骨牡蛎汤等。其中桂枝为仲景定悸要药，凡临证见心悸心慌者，必加桂枝。如四逆散方后加减言"悸者，加桂枝五分"，炙甘草汤证中出现"心动悸"的症状，方中也是用了三两桂枝。

另一方根为芍药甘草汤，芍药甘草汤见于《伤寒论》第29条："若厥愈足温者，更作芍药甘草汤与之，其脚即伸。"芍药甘草汤为解除痉挛疼痛之方，以其加味之方多有急痛之症，如麻黄汤证的"头痛，身疼，腰痛，骨节疼痛"，桂枝加葛根汤证的"项背强几几"，桂枝加附子汤证的"四肢微急"，桂枝加芍药生姜各一两人参三两新加汤证的"身疼痛"，芍药甘草附子汤证的畏寒伴身体拘急感，小建中汤证的"腹中急痛"，四逆散证的腹部拘急，当归四逆汤证的手足末梢冷痛，《古今录验》续命汤证的"身体不能自收……冒昧不知痛处，或拘急不得转侧"，附子汤证的"身体痛……骨节痛"，乌头汤证的"脚气疼痛，不可屈伸"，桂枝芍药知母汤证的"诸肢节疼痛"……但对于胸阳不振而出现胸满、胸痛的情形，则应去芍药，如桂枝去芍药汤证的"脉促，胸满"，以及《金匮要略》胸痹心痛篇，即使出现胸痹、胸痛情况，仲景也不用芍药，如瓜蒌薤白白酒汤、瓜蒌薤白半夏汤、枳实薤白桂枝汤、桂枝生姜枳实汤等。同时，桂枝配芍药也有解肌祛风、调和营卫的作用。

临证中，桂枝汤主要用于自汗，恶风，发热或自觉发热感，上冲感，动悸，肌肉痉挛拘急，脉浮，或虚，或缓，或数，或大而无力，舌质淡红或暗淡，苔薄白[4]。

疾病谱方面，桂枝汤常用于感冒、流行性感冒、原因不明的低热、妊娠呕吐、多形红斑、冻疮、荨麻疹等证属营卫不和者[5]。

（三）理中汤

经云："饮食失节，损伤肠胃，始病热中，末传寒中。"脾胃虚损迁延至于后期，定然转归于虚寒之病，此即为"寒中"（与前期的"热中"相应），相当于伤寒体系中的"病入太阴"。《脾胃论》中云"圣人以辛热散之，复其阳气"，脾胃虚寒之常用方，当推辛寒温里的理中汤。

1. 出处

理中汤出自仲景《伤寒杂病论》，《伤寒论》第386条中云"霍乱，头痛发热，身疼痛，热多欲饮水者，五苓散主之；寒多不用水者，理中丸主之"，第159条云"理中者，理中焦……"，强调了理中汤乃是着力于中焦脾胃，第396条中说"大病差后，喜唾，久不了了，胸上有寒，当以丸药温之，宜理中丸"，此乃病后里虚而寒邪不去，故仍宜辛温散之，故理中方在脾胃病后期也常有用武之地。

在《金匮要略》中，有人参汤一方乃与理中汤同药异名，该方则主治胸痹心中痞，"胸痹心中痞，留气结在胸，胸满，胁下逆抢心，枳实薤白桂枝汤主之，人参汤亦主之"，《伤寒论》第163条言"太阳病，外证未除，而数下之，遂协热而利，利下不止，心下痞硬，表里不解者，桂枝人参汤主之"，桂枝人参汤为人参汤加桂枝（加甘草一两），乃是理中汤兼治表证的一种调整。理中汤可根据实际情况进行多种化裁，第386条理中丸方后注释言："……然不及汤。汤法：以四物依两数切，用水八升，煮取三升，去滓，温服一升，日三服。若脐上筑者，肾气动也，去术，加桂四两；吐多者，去术，加生姜三两；下多者，还用术；悸者，加茯苓二两；渴欲得水者，加术足前成四两半；腹中痛者，加人参足前成四两半；腹满者，去术，加附子一枚。服汤后，如食顷，饮热粥一升许，微自温，勿发揭衣被。"

2. 病症特点

理中汤为温补中土之方，临证可见腹泻水样便，腹隐痛，怕冷，手足不温，食凉腹泻，口干不渴，喜唾。

3. 应用指征

理中汤方小力专，仅参、术、姜、草四味，欲研究理中汤，亦可从方根切入。甘草干姜汤为仲景治疗虚寒肺痿之主方，"肺痿吐涎沫而不咳者，其人不渴，必遗尿，小便数。所以然者，以上虚不能制下故也。此为肺中冷，必眩，多涎唾，甘草干姜汤以温之"，仲景还用甘草干姜汤以复阳气，《伤寒论》第 29 条言"伤寒，脉浮，自汗出，小便数，心烦，微恶寒，脚挛急。反与桂枝汤欲攻其表，此误也。得之便厥，咽中干，烦躁吐逆者，作甘草干姜汤与之，以复其阳"。此外，凡一切分泌物清稀（泪、涕、白带、小便）即寒饮为患者，均可使用甘草干姜汤，此仲景定法。以甘草干姜汤为方根的方剂还有很多，如治疗寒饮咳嗽证的小青龙汤、小青龙加石膏汤、苓甘五味姜辛汤类方、小柴胡汤方加减等；回阳救逆的四逆汤类方，如四逆汤、四逆加人参汤、通脉四逆汤、通脉四逆加猪胆汁汤、茯苓四逆汤等；治疗痞证的半夏泻心汤、甘草泻心汤、生姜泻心汤、黄连汤等；治疗"如坐水中，形如水状……腹重如带五千钱"的甘姜苓术汤，治疗脐动悸、汗出、腹泻的柴胡桂枝干姜汤，治疗"身体不能自收持"的《古今录验》续命汤，还有伤寒麻黄升麻汤、金匮风引汤、薯蓣丸等。

理中汤条文后所列的八处加减法中，有五处提到白术。关于仲景用白术，于此可总结出规律，白术具升己土（脾土）之清功用，其性上行，故下多者，仍可用术，而吐多者，应去术。脐上筑，有似奔豚上冲之意，不用术。渴欲得水，因脾土失其升清功能，故见口渴，属津液代谢问题，并非大渴、大烦，故不用石膏、天花粉之类。因白术壅满，故腹满者不用，临证中很多实性腹胀便秘情况，此时便不可用白术，而应当选取厚朴、枳实一类药物。人参一药，为仲景针对吐、下等证伤津耗液时所用，如白虎加人参汤、竹叶石膏汤，而远非后世所理解的人参补气。人参的适应证是纳呆、不欲饮食，而黄芪针对的是善饥易食，以及劳累后心悸、大汗，故针对"默默不欲饮食"的小柴胡汤用人参而不用黄芪，而治疗消渴病时要用大量黄芪。

疾病谱方面，理中汤适用于急慢性胃肠炎、消化性溃疡、功能性消化不良、胆道蛔虫病、小儿多涎、过敏性紫癜、急慢性湿疹等。

（四）泻心汤类方

承气汤类方虽然"降"力颇强，但对于脾胃内伤之病未免过于药峻力猛，而辛开苦降的泻心汤类方相对应用更广。这类方药以治"痞"证为多，"痞"也正是气滞于中焦，不得上行亦不得下散的突出表现之一。但其症状中多虽痞满而按之不痛，故非有形之结，乃为虚实夹杂之证，这一情况在临床中较纯虚纯实证更为常见。而泻心汤类方补不足而泻有余，兼治"脾升胃降"两个方面，既有苦寒之药以降上亢之胃热，亦有甘温之药以补脾虚寒所致的升之不足，通调升降。从补土"升降浮沉"的治法角度观之，该方乃将"升法"与"降法"有机结合的代表方。

1. 出处

调理中土之泻心汤类方最早见于张仲景《伤寒杂病论》，包括半夏泻心汤、甘草泻心汤、生姜泻心汤等系列方药。《伤寒论》第 149 条云："伤寒五六日，呕而发热者，柴胡汤证具。而以他药下之，柴胡证仍在者，复与柴胡汤。此虽已下之，不为逆，必蒸蒸而振，却发热汗出而解。若心下满而硬痛者，此为结胸也，大陷胸汤主之；但满而不痛者，此为痞，柴胡不中与之，宜半夏泻心汤。"生姜泻心汤则源于第 157 条："伤寒汗出，解之后，胃中不和，心下痞硬，干噫食臭，胁下有水气，腹中雷鸣，下利者，生姜泻心汤主之。"甘草泻心汤源自其下的 158 条："伤寒中风，医反下之，其人下利日数十行，谷不化，腹中雷鸣，心下痞硬而满，干呕，心烦不得安。医见心下痞，谓病不尽，复下之，其痞益甚。此非结热，但以胃中虚，客气上逆，故使硬也。甘草泻心汤主之。"《金匮要略·呕吐哕下利病脉证治》言："呕而肠鸣，心下痞者，半夏泻心汤主之。"《金匮要略·百合狐惑阴阳毒病证治》中也提到了甘草泻心汤："狐惑之为病，状如伤寒，默默欲眠，目不得闭，卧起不安，蚀于喉为惑，蚀于阴为狐，不欲饮食，恶闻食臭，其面目乍赤、乍黑、乍白。蚀于上部则声喝，甘草泻心汤主之。"

半夏泻心汤方为半夏半升（洗），黄芩、干姜、人参、甘草（炙）各三两，黄连一两、大枣十二枚（擘）。上七味，以水一斗，煮取六升，去滓，再煎取三升，温服一升，日三服。甘草泻心汤组成即为半夏泻心汤原方基础上再加甘草一两，生姜泻心汤则为半夏泻心汤减干姜至一两，加生姜四两。

2. 病症特点

三泻心汤证临证特点为上呕、中痞、下利，但各有侧重，半夏泻心汤证为胃部顶胀感；甘草泻心汤证中土虚弱症状更为明显，下利更甚；生姜泻心汤证见腹中咕咕作响，腹诊可扪及振水音，水饮为患突出。

3. 应用指征

泻心汤类方组方特点为寒温并用，其基本方根为黄连黄芩及甘草干姜。甘草干姜汤已于理中汤内容中介绍，在此就不赘述。而黄连黄芩为仲景除烦清热要药，三黄泻心汤便含有此二药，功用为治疗"心气不足，吐血、衄血"，黄连阿胶鸡子黄汤同样含有黄连、黄芩，治疗"心中烦，不得卧"，其中重用黄连四两，以治疗烦躁不安、无法入眠；治疗"伤寒，本自寒下，医复吐下之，寒格，更逆吐下，若食入口即吐"的干姜黄芩黄连人参汤亦含有此药对，可见其可降中焦上逆之气。而泻心汤中的人参则为补充人体气津不足的要药，半夏降胃止呕，两者合用润胃降胃。若口干甚，则不用半夏，代之以瓜蒌根，如《伤寒论》第96条小柴胡汤方后加减云"若渴者，去半夏，加人参合前成四两半、瓜蒌根四两"。由此可见，仲景方证中半夏、瓜蒌根不会同时出现，故147条柴胡桂枝干姜汤证见"渴而不呕"，方中有瓜蒌根而无半夏，由此编者推断泻心汤类方病症应无明显口渴，即使小渴亦不贪饮。

半夏泻心汤证如下：上腹部满闷不适，有轻度胀痛，但按之无抵抗感，可伴有恶心、呕吐、腹泻、腹鸣等胃肠症状；烦躁，内热感，多梦或失眠；舌苔薄腻或黄腻。甘草泻心汤为治疗狐惑病的主方，狐惑病多认为与如今白塞综合征类似，白塞综合征必具之症状为口腔溃疡，近代经方家多以此方治疗口腔溃疡，如胡希恕、赵锡武、岳美中等前辈多有验案可参。黄仕沛中医多以此方治疗各种黏膜病，如口腔溃疡、湿疹、银屑病、痔疮等，效果甚佳[6]193。临床上，本方用于免疫性疾病及黏膜相关性疾病，甘草为本方主药，用量最大（四两），现代药理学认为，甘草有类似肾上腺皮质激素的作用，有一定的调节免疫功能的作用。同时，干姜也很关键，干姜也有调节免疫功能的作用，对免疫相关性疾病常重用干姜，如柴胡桂枝干姜汤治疗肝硬化、甘草泻心汤治疗溃疡性结肠炎时，干姜用量均在 10g以上[6]57。生姜泻心汤的方证中有干噫食臭、胁下有水气等见症，则本方有用于胃下垂、胃扩张，以及胃酸过多等疾病的机会较多。同时，由于其方证中有"腹中雷鸣下利"这一症状，更可知亦有应用于治疗胃肠炎的机会[7]。

（五）薯蓣丸

上述方药乃脾胃病中以气之升降失调为突出病机时，常用的调升降之方，病尚在"气"。如脾胃虚损较为严重，病已及"形"，则须以调补为先而行气为辅。而伤寒方药体系中又当以薯蓣丸为治脾胃虚损之代表方，既有山药、甘草、人参等药益脾胃之"体"，亦以川芎、白术、柴胡等药助脾胃之"用"，乃体用双调之方。

1. 出处

薯蓣丸出自仲景《金匮要略·血痹虚劳病脉证并治》："虚劳诸不足，风气百疾，薯蓣丸主之。"所用药味较多："薯蓣三十分，当归、桂枝、干地黄、神曲、大豆黄卷各十分，甘草二十八分，川芎、麦门冬、芍药、白术、杏仁各六分，人参七分，柴胡、桔梗、茯苓各五分，阿胶七分，干姜三分，白敛二分，防风六分，大枣百枚。为膏。上二十一味，末之，炼蜜和丸如弹子大，空腹酒服一丸，一百丸为剂。"

2. 病症特点

症见体形消瘦干枯，贫血貌，疲惫乏力，头晕眼花；多伴有低热，心悸气短，食欲不振，骨节酸痛，容易感冒，大便易不成形。脉细弱，舌淡嫩。多见于高龄老年人、肿瘤手术化疗后、胃切除手术后、肺功能低下、大出血后、极度营养不良者等。

3. 应用指征

仲景方名，多数以方中出现第一味药而命名，如桂枝汤、麻黄汤、小柴胡汤、黄芩汤……薯蓣丸亦不出其右。薯蓣即山药，山药一药，既可治疗便秘，又可治疗腹泻，一药具土生金、金生水之力，为中土要药。薯蓣丸由21味中药组成，从拆方、以方测证的角度，可以初步推测其应用指征。方中含有桂枝汤组成，桂枝汤涉及中气、营卫、血脉，为方中之祖。方中还含有去掉了艾叶的芎归胶艾汤，《金匮要略·妇人妊娠病脉证并治》言："妇人有漏下者，有半产后因续下血都不绝者，有妊娠下血者。假令妊娠腹中痛，为胞阻，胶艾汤主之。"胶艾汤临证可见妇人崩漏等症，其中生地、阿胶均为止血要药；方中亦含桔梗、甘草，此为桔梗汤，桔梗汤出现于《伤寒论》的少阴病中，用于治疗咽痛，《金匮要略·肺痿肺痈咳嗽上气病脉证治》则将其用于治疗"肺痿"，"咳而胸满，振寒脉数，咽干不渴，时出浊唾腥臭，久久吐脓如米粥者"，另如排脓汤中也含有桔梗、甘草。薯蓣丸方中还含有麦门冬汤，该方本治疗"火逆上气，咽喉不利，止逆下气者"，为虚热性肺痿主方。而用于薯蓣丸方中时去半夏、粳米，当病证出现口渴时，往往去半夏，故薯蓣丸证可见口渴，方中苓、术针对机体津液代谢不足而现口渴之证；此外，薯蓣丸方中还含有金匮竹叶汤之意，可见其方证有一定热象，并非一派纯阴虚寒，这一点从该方中所引用的桔梗汤、麦门冬汤、竹叶汤等方化裁便可知晓一二。

薯蓣丸中还涉及风药的使用，补土名家李东垣常将柴胡、防风等轻扬疏散之药称为"风药"。在脾虚不升之证中用风药，其本身具有升发疏散特性，不仅能够祛风，而且能够引脾胃清气上行，和补益药同用，能够达到气血流通，补而不滞的效果。李东垣在临证中更是将风药的应用拓展到内伤疾病领域。但凡临证出现虚实夹杂证，应用本方尤为合适[8]。

其中防风一药也常用于脾虚而兼有外邪证的治疗中，《神农本草经》认为其"主大风头眩痛，恶风，风邪，目盲无所见，风行周身，骨节痛痹，烦满"。仲景《金匮要略》一书中应用防风的方剂有五，即治血虚内风证之防己地黄汤，治虚中夹风证之侯氏黑散，治产后中风之竹叶汤，治身羸瘦、脚肿如脱、气血两虚痹证之桂枝芍药知母汤，以及上文所说的薯蓣丸。且仲景运用防风有个特点，皆与桂枝配伍使用，且所治各证都属于虚中夹风之证，此绝非偶合。防风与桂枝合用，相辅相成，可行于周身内外，祛风散邪[9]。

现代药理研究表明，薯蓣丸具有抗肿瘤、增强免疫功能的作用，临床应用颇为广泛，可用于循环系统疾病、泌尿系统疾病、消化系统疾病、皮肤病、癌病、慢性疲劳综合征[10]。

（六）五苓散

经云"脾主湿"，又云"诸湿肿满，皆属于脾"。"湿"乃与脾胃关系最为密切的病邪，故脾胃内伤病中常兼水湿为患，"治湿"也是治疗脾胃病中很重要的一部分内容。而伤寒经方体系中利水化湿第一方当推温阳化气之五苓散，此乃淡渗利湿法的代表方，后世亦认为该方有调节全身水液代谢的作用，并有"降水饮"的功效。

1. 出处

五苓散为利水化湿名方，原方出于《伤寒论》第71条，文中云："太阳病，发汗后，大汗出、胃中干、烦躁不得眠，欲得饮水者，少少与饮之，令胃气和则愈；若脉浮、小便不利、微热、消渴者，五苓散主之。"第72条则云："发汗已，脉浮数、烦渴者，五苓散主之。"第73条云："伤寒，汗出而渴者，五苓散主之；不渴者，茯苓甘草汤主之。"第74条云："中风，发热六七日不解而烦，有表里证，渴欲饮水，水入则吐者，名曰水逆，五苓散主之。"第141条中云："病在阳，应以汗解之，反以冷水㵄之。若灌之，其热被劫不得去，弥更益烦，肉上粟起，意欲饮水，反不渴者，服文蛤散；若不瘥者，与五苓散……"第156条云："本以下之，故心下痞；与泻心汤，痞不解。其人渴而口燥烦、小便不利者，五苓散主之。"五苓散证还见于霍乱篇（理中汤一篇已述及）。同时，《金匮要略·痰饮咳嗽病脉证并治》亦记载了这一方药，"假令瘦人，脐下有悸，吐涎沫而癫眩，此水也，五苓散主之"。

五苓散组成及服法如下："猪苓十八铢、泽泻一两六铢、白术十八铢、茯苓十八铢、桂枝半两。上五味，捣为散，以白饮和服方寸匕，日三服。多饮暖水，汗出愈，如法将息。"

2. 病症特点

五苓散证临证可见多汗，口干，腹泻，舌体胖大、水滑，以及饮水即吐诸症。

3. 应用指征

五苓散由白术、茯苓、猪苓、泽泻、桂枝组成，可以方根形式进行分析，即由泽泻汤（泽泻、白术）及猪苓散（猪苓、茯苓、白术）两大部分组成。其中泽泻汤为治疗眩晕之方，方由五两泽泻、二两白术组成，主治"心下有支饮，其人苦冒眩"，泽泻一药为定眩要药，后世医家多谓"无风不作眩"、"无痰不作眩"、"无虚不作眩"，其中泽泻为针对痰饮而设，临证中如断定眩晕一症乃因水饮上冲而起，均可放胆用之。白术、茯苓则为治疗痰饮的经典药对，如治疗因痰导致的"心下逆满，气上冲胸，起则头眩"的苓桂术甘汤，还有桂枝去桂加茯苓白术汤，"服桂枝汤，或下之，仍头项强痛，翕翕发热，无汗，心下满微痛，小便不利者，桂枝去桂加茯苓白术汤主之"。故泽泻、茯苓同用乃治水饮上冲。

另一组成部分猪苓散，出自《金匮要略·呕吐哕下利病脉证治》，"呕吐而病在膈上，后思水者，解，急与之。思水者，猪苓散主之"。茯苓、猪苓、白术亦为针对水饮而设。茯苓、猪苓、泽泻三味药除了在五苓散中同用外，便是出现在猪苓汤中，猪苓汤证为阴虚水热互结而成，临证见小便不利、腹泻、低热等，其方乃五苓散去桂枝及白术，加用滑石、阿胶，以泻热而防伤阴。桂枝通阳，也可用肉桂替换。五苓散与猪苓汤的共同点在于治疗水饮停驻，故可推断茯苓、猪苓、白术专为中焦水湿不化而设，有健脾利水的功效。

五苓散证体质要求为面色多黄白，或黄暗，一般无油光。体形特征不定，可见虚胖者或肌肉松软而易浮肿，或实胖者肌肉充实而易腹泻；瘦者易头晕头痛、心动悸，身体多困重疲乏。患者容易出现浮肿，以面目虚浮为多见，或晨起肿，或下肢易浮肿，甚者可有器质性疾病发生而出现腹水、胸腔积液。常有渴感而饮水不多，大便不成形。

现代临床研究方面，五苓散可应用于内、外、妇、儿、骨伤、眼科等多个学科，可治疗功能性消化不良、急性单纯性胃炎等。五苓散还可以有多种变化，如合二陈汤可以治疗痰湿咳嗽，加半夏、陈皮、大枣治疗哮喘病，用五苓散加大腹皮、槟榔、木香、丹皮、栀子、生山药、川牛膝治疗肾病综合征，合血府逐瘀汤治疗糖尿病肾病，合茵陈、丹参、山楂治疗高脂血症，加红花、桃仁治疗产后尿潴留，加桑白皮、杜仲、车前子治疗羊水过多，加生脉饮、黄芪、炙甘草治疗新生儿硬肿病，加橘核、小茴香、川楝子、肉桂治疗睾丸鞘膜积液，上肢合桑枝、下肢合川牛膝治疗创伤性皮下积液，合四物汤治疗眼科前房出血等[11]。

（七）四君子汤

脾胃为气血生化之源，若脾胃气虚，则生化乏源，表现为经常疲劳、无精打采。补气健脾当推四君子汤。

1. 出处

四君子汤原方出自《太平惠民和剂局方》，功用补气健脾，为治疗脾胃气虚证方剂。

方药组成：人参（去芦）、茯苓（去皮）、白术、甘草（炙）各等分。炒。上为细末，每服二钱，水一盏，煎至七分，通口服，不拘时；入盐少许，白汤点亦得。

2. 病症特点

病症属脾胃气虚证。症见气短乏力，语声低微，面色萎黄，食少便溏，舌淡苔白，脉虚缓。

3. 应用指征

张璐在《删补名医方论·卷一》中评论道："气虚者，补之以甘，参、术、苓、草，甘温益胃，有健运之功，具冲和之德，故为君子。"王晋三在《绛雪园古方选注·四君子汤》中言："汤以君子名，功专健脾和胃，以受水谷之精气，而输布于四脏，一如君子有成人之德也。"汪昂在《医方集解·四君子汤》中也称赞道："以其中和之品，故曰君子也。"四君子汤在内科应用较为广泛，多可用于消化系统疾病，如胃痛、功能性消化不良、泄泻、胃炎、消化性溃疡、胃黏膜脱垂症、胃黏膜肠化；循环系统的贫血、胸痛；呼吸系统的哮喘、慢性呼吸衰竭等[12]。

"虚则补之"是治疗各种虚证的原则，然脾胃虚弱是指脾胃不受纳，脾不运化及元气不足而形成的复杂证候，故本方总不离乎健脾益气。四君子汤加陈皮即为异功散。异功散为四君子汤变方，二方均有补气健脾的作用，异功散适用于脾胃气虚而兼有气滞之证。四君子汤则以补气为主，为治脾胃气虚的专方。《小儿药证直诀笺正》曰："此补脾而能流动不滞，陈皮一味，果有异功，以视《局方》四君子汤，未免呆笨不灵者，询是放一异彩。仲阳灵敏，即此可见一斑。"

临床应用方面，四君子汤药性平和，不偏不倚，多加味应用。若气虚甚者加黄芪，以补气升阳；食少不化，加焦山楂、神曲、麦芽，以消化食积；胃气不和者，加枳壳、陈皮，以理气消胀；胃脘痞闷、食欲不振者，加砂仁、白蔻仁，以醒脾和胃[13]。

（八）七味白术散

脾虚与湿邪常相伴而存在，表现为一种黏腻困重状态，而有下趋之势，故见腹泻、便溏等症。作为补土代表医家之一，钱乙创"七味白术散"一方，以治小儿脾虚腹泻，这也是健脾升阳，以挽湿邪下泻的代表方之一。

1. 出处

七味白术散原名白术散，出自宋代医家钱乙《小儿药证直诀》，原文云："治脾胃久虚，呕吐泄泻，频作不止，精液苦竭，烦渴躁，但欲饮水，乳食不进，羸瘦困劣，因而失治，变成惊痫。不论阴阳虚实，并宜服。"

方药组成：人参二钱五分、白茯苓五钱、炒白术五钱、藿香叶五钱、木香二钱、甘草一钱、葛根五钱，渴者，加至一两。上㕮咀，每服三钱，水煎。热甚发渴，去木香。

2. 病症特点

临证以气阴亏虚为主，口渴引饮，能食与便溏并见，或饮食减少，精神不振，四肢乏力，体瘦，舌质淡红，苔白而干，脉弱[14]。

3. 应用指征

七味白术散组成以四君子汤为基础方，加入藿香、木香、葛根而成，四君子汤出自宋代《太平惠民和剂局方》，为补气健脾的常用方剂，方中白术健脾燥湿，助脾运化，人参补益脾胃之气，茯苓渗利泻浊，炙甘草甘温益气，加入藿香，增加健脾之力而祛湿，葛根、木香轻清鼓舞，悦脾助胃，能理气化湿行津液。全方融补、运、升、降为一体，补而不滞，且针对小儿腹泻的脾运不足、易耗气伤津的特点，起到标本兼顾的疗效。《删补名医方论》中记载："七味白术散治小儿脾虚肌热，泄泻作渴。以木藿之芳香，佐四君入脾，其功更捷；以葛根甘寒，直走阳明，解肌热而除渴也。"

七味白术散治疗泄泻历来被诸医家所推崇，如明代万全在《幼科发挥》中称，"白术散乃万治泄作渴之神方"。万全对于七味白术散的应用非常有体会：一是倍用葛根以鼓舞胃气，二是煮好后"常与无间"，即代茶饮以不分频次地饮用，使脾胃生生之气渐复，他在《幼科发挥》中说："小儿泄泻依法治之不效，脾胃已衰，不能转运药性以施变化……白术散主之。"陈复正认为，腹泻而兼有明显口渴者，其病不论新久皆可用七味白术散，以生其津液。凡痢疾作渴亦然，盖白术散为"渴泻"之圣药。陈复正在《幼幼集成》里对这个方子给予了极高的评价："幼科之方，独推此为第一，后贤宜留意焉。"[14]《女科指要·泄泻》中亦记载了七味白术散可治疗孕妇泄泻，"治孕妇泄泻，脉浮软者"，其下文云："妊娠脾胃两亏，清阳下陷，津液不能上敷四达，故泄泻烦渴不解，胎因不安焉。人参扶元气以通血脉，白术健脾土以生血脉；茯苓渗湿和脾，炙草缓中益胃；葛根升清气最除烦渴，藿香开胃气兼止泄泻；木香调气以醒脾胃也。为散水煎，使脾胃调和，则清阳上奉，而津液四汔，泄泻无不止，烦渴无不除，何胎孕之不安哉。"

七味白术散与参苓白术散均以四君子汤补气健脾为基础方，用于脾胃气虚而成泄泻之证。然参苓白术散又伍以山药、莲肉、白扁豆、薏苡仁、砂仁等，其补益脾气、渗湿止泻之功颇佳；而本方配以藿香叶、葛根、木香，尤擅补脾气而升发脾胃清阳之气。

现代医家运用七味白术散治疗带下病、糖尿病痛症、呕吐、冠心病心力衰竭、遗尿、水肿、小儿疳证等，均有明显的疗效[11]。七味白术散治疗消渴，还可合用生脉散益气生津止渴。

（九）香砂六君子汤

香砂六君子汤由四君子汤衍化而来，具有疏理中焦气机、温化寒邪、健脾理气止痛的功用[15]。

1. 出处

香砂六君子汤出自《古今名医方论》："治气虚中满，痰饮结聚，脾胃不和，变生诸症者。"柯韵伯曰，经曰"壮者气行则愈，怯者著而为病"。盖人在气交之中，因气而生。而生气总以胃气为本。食入于阴，长气于阳。昼夜循环，周于内外。一息不运，便有积聚，或胀满不食，或生痰留饮。因而肌肉消瘦，喘咳呕哕，诸症蜂起，而神机化绝矣。四君子气分之总方也——人参致冲和之气，白术培中宫，茯苓清治节，甘草调五脏。诸气既治，病安从来。然拨乱反正，又不能无为而治，必举夫行气之品以辅之。则补品不至泥而不行，故加陈皮以利肺金之逆气，半夏以疏脾土之湿气，而痰饮可除也；加木香以行三焦之滞气，缩砂以通脾肾之元气，膹郁可开也。四君得四辅而补力倍宣，四辅有四君而元气大振。相须而益彰者乎。

方药组成：人参一钱、白术二钱、甘草七分、茯苓二钱、陈皮八分、半夏一钱、砂仁八分、木香七分，上加生姜，水煎服。

2. 病症特点

病症属脾胃气虚、痰阻气滞证。症见呕吐痞闷，不思饮食，脘腹胀痛，消瘦倦怠，或气虚肿满。

3. 应用指征

方中人参甘温益气、健脾养胃；白术苦温、健脾燥湿，加强益气助运之力；茯苓甘淡，健脾渗湿；甘草益气和中、调和诸药。四药相伍，共奏益气健脾之功。陈皮、半夏健脾化痰除痞，木香、砂仁温中行气，消胀止痛。诸药合用，脾虚得补，滞气可行，痰食可化，胃脘痞满可消。

有学者总结近 26 年来香砂六君子汤文献研究情况[16]，香砂六君子汤的临床应用主要集中在消化、内分泌系统，广泛地应用于内、外、妇、儿、五官科等临床各科。现代医学研究表明，香砂六君子汤具有解痉和促胃肠蠕动、抗消化道溃疡、抗消化道黏膜炎症、保护胃黏膜、促进胃排空、抑制小肠过快蠕动、抗菌、止泻、利胆、保肝等多种作用[17-19]。临证中，见于脾胃气虚证，气虚生湿，湿阻气滞，形成虚中夹实的情况，便可以应用香砂六君子汤，王道无近功，只要坚持服用，患者体质会有较大改善。

（十）参苓白术散

参苓白术散为补气健脾除湿名方，药性平和，临床功用显著，为历代补土医家偏爱之方。

1. 出处

参苓白术散出自《太平惠民和剂局方》："治脾胃虚弱，饮食不进，多困少力，中满痞噎，心忪气喘，呕吐泄泻及伤寒咳噫。此药中和不热，久服养气育神，醒脾悦色，顺正辟邪。"

方药组成：莲子肉（去皮）一斤、薏苡仁一斤、缩砂仁一斤、桔梗（炒令深黄色）一斤、白扁豆（姜汁浸，去皮，微炒）一斤半、白茯苓二斤、人参（去芦）二斤、甘草（炒）二斤、白术二斤、山药二斤，上为细末，每服二钱，枣汤调下，小儿量岁数加减服。

2. 病症特点

病症属脾虚夹湿证。症见气短乏力，形体消瘦，胸脘痞闷，饮食不化，肠鸣泄泻，面色萎黄，舌质淡苔白腻，脉虚缓。

3. 应用指征

本方名为"参苓白术散"，参，指人参；苓，指茯苓；本方具有益气健脾、渗湿止泻之功。方以人参、白茯苓、白术益气健脾渗湿为君；配伍山药、莲子肉助人参以健脾益气，兼能止泻；白扁豆、薏苡仁助白术、茯苓以健脾渗湿；佐砂仁醒脾和胃，桔梗宣肺利气，以益肺气，甘草调和诸药。可以看出全方人参、茯苓、白术起主要作用[20]。故此方也可看作是四君子汤的衍伸方。四君子汤以益气健脾为主，祛湿力度弱；参苓白术散加用化湿药，对脾胃气虚而夹湿或有痰者尤为适宜[21]。脾为后天之本，气血生化之源，脾病则百病丛生。《素问·经脉别论》言："饮入于胃，游溢精气，上输于脾；脾气散精，上归于肺；通调水道，下输膀胱。水精四布，五经并行……"脾脏的生理功能是输送水谷精微和代谢水湿。若脾气旺盛，则水液精微输布全身；反之脾气虚弱，则会造成湿浊停滞、津气不能输布的状况，而引起各种疾病。张路玉说："无论寒热补泻，先培中土，使药气四达，则周身之机运流通，水谷之精敷布，何患其药不效哉。"

参苓白术散配伍特点有二，一为本方以四君子汤补气为主，兼有和胃渗湿之功；二是本方在益气健脾的同时，用桔梗宣肺利气，又载药上行，以益肺气，可用治肺损虚劳诸证，有培土生金之功。临床应用上，若泻利甚者，加肉豆蔻，以助止泻之功；兼里寒者，加干姜、肉桂以温中祛寒。

（十一）泻黄散

泻黄散亦乃钱氏系列方药之一，乃为脾虚中兼有胃火上亢所设。本方与前文建中汤类方所治的"虚火"不同，前者病性偏虚，故宜收而降之，而本方证中的火邪偏实，故以清降之法治之；然而本方又非纯苦寒降泻之品，降中有升，以风药助脾阳以补其升发不足，有取"火郁发之"之意，以发泄脾胃之火。

1. 出处

泻黄散出自《小儿药证直诀》，为钱乙所创："泻黄散，又名泻脾散，治脾热弄舌。"藿香叶七钱，山栀子仁一钱，石膏五钱，甘草三两，防风（去芦，切，焙）四两。上锉，同蜜酒微炒香，为细末。每服一钱至二钱，水一盏，煎至五分，温服清汁，无时。

2. 病症特点

泻黄散功用泻脾胃伏火，主治脾胃伏火证。症见口疮口臭，烦渴易饥，口燥唇干，舌红脉数，以及脾热弄舌等。

3. 应用指征

虚则补之，实则泻之，乃千古不易之常法。补、泻之具体运用，又当因人因证之不同而选用不同的方法。钱氏指出，小儿"脏腑柔弱，易虚易实"，不仅感邪患病后，邪气易实，正气易虚，而且用药失当，亦可导致虚实之变，钱氏根据小儿的这一特点，在组方用药上，务求中正平和，力戒呆补峻攻[22]。泻黄散由防风、藿香、石膏、甘草组成，经云"火郁发之"，防风、藿香轻浮升发以散其火，石膏、甘草甘辛寒凉以清其火，皆能达表发散，使火外泄。脾之火非郁不生，火既因郁而成，若复用大苦大寒之品治之，是重其郁。故李东垣有升阳散火汤，钱乙有泻黄散，皆深明"火郁发之"之义。然有用大苦大寒主治者，是传经之火，其本在所传之经，非脾经正火，故治法有别[23]。方中有清泻药以除积热，有升散药以散伏火，又有醒脾和中之品以泻脾所伤。如此配伍，可收泻脾而不伤脾之效。

对于防风的应用，费伯雄在《医方论》中言，"有风药以散伏火，有清药以泻积热，而又有甘缓以和中，使不伤正气，此法颇佳"；张山雷在《小儿药证直诀笺正》中言，"用防风实不可解，又且独重，其义云何？是恐有误。乃望文生义者，且曰取其升阳，又曰以散伏火，须知病是火热，安有升散煽其焰之理"。二医家关于防风论述大相径庭，通过后世医家针对火热郁脾而运用风药的经验推广来看，防风之用确有其道理，如李东垣发展了钱乙对于风药的运用，费伯雄在《医方论》中评价东垣升阳散火汤（柴胡、防风、人参、升麻、白芍、羌活、独活、葛根、甘草、炙甘草）时言，"郁结之火，逆而折之，其势愈激而上升。此则全用风药解散。盖火得风力而升，亦因风力而灭，故绝不用寒凉之品，深得火郁则发之之义"[22]。

临床应用：本方为治脾热口疮之常用方，以口疮口臭、舌红脉数为辨证要点。如见烦躁不宁者，宜加灯心草、赤茯苓以清心降火；小便短赤者，宜加滑石以清热利水，并增强引火下行之效；如小儿鹅口疮、口糜属心脾积热者，可用本方，配冰硼散外用；或小儿"滞颐"，多属脾胃积热，可用本方去藿香，加赤茯苓、木通以清热利湿；对于脾胃郁热之口疮弄舌，治之仍以清热为主，故防风之用无须独重[24]。

（十二）补中益气汤

若论诸多补土名方中最广为人知者，补中益气汤当属其一。《古今名医方论·卷一》引名医柯韵伯之语："仲景有建中、理中二法。风木内干中气，用甘草、饴、枣，培土以御木；姜、桂、芍药，平木而驱风，故名曰建中。寒水内凝于中气，用参、术、甘草，补土以制水，佐干姜而生土以御寒，故名曰理中。至若劳倦形衰、气少阴虚而生内热者，表证颇同外感，惟李杲知其为劳倦伤脾，谷气不胜阳气，下陷阴中而发热，制补中益气之法。"

1. 出处

补中益气汤为李东垣原创方，见于《内外伤辨惑论》、《脾胃论》、《医学发明》。
方药组成及服法："黄芪（劳役病热甚者一钱）、炙甘草，以上各五分，人参（去芦）、升麻、柴胡、橘皮、当归身（酒洗）、白术，以上各三分。上件㕮咀，都作一服，水二盏，煎至一盏，去渣，早饭后温服。如伤之重者，二服而愈，量轻重治之。"

2. 病症特点

补中益气汤证特点为纳呆，乏力，神疲，面色无华，气短，头晕，便溏；舌象特点为舌质淡，舌苔白，舌胖；脉象特点为脉细或脉沉或脉弱[25]。

3. 应用指征

李东垣在方下阐释立方本旨及加减法，"夫脾胃虚者，因饮食劳倦，心火亢甚，而乘其土位，其次肺气受邪，须用黄芪最多，人参、甘草次之。脾胃一虚，肺气先绝，故用黄芪以益皮毛而闭腠理，不令自汗，损其元气。上喘气短，人参以补之。心火乘脾，须炙甘草之甘温以泻火热，而补脾胃中元气；若脾胃急痛并太虚，腹中急缩者，宜多用之。经云：急者缓之。白术苦甘温，除胃中热，利腰脐间血。胃中清气在下，必加升麻、柴胡以引之，引黄芪、甘草甘温之气味上升，能补卫气之散解，而实其表也；又缓带脉之缩急。二味苦平，味之薄者，阴中之阳，引清气上升也。气乱于胸中，为清浊相干，用去白陈皮以理之，又能助阳气上升，以散滞气，助诸甘辛为用。口干嗌干加干葛。脾胃气虚，不能升浮，为阴火伤其生发之气，荣血大亏，荣气不营，阴火炽盛，是血中伏火日渐煎熬，血气日减，心包与心主血，血减则心无所养，致使心乱而烦，病名曰悗。悗者，心惑而烦闷不安也，故加辛甘微温之剂生阳气，阳生则阴长。或曰：甘温何能生血？曰：仲景之法，血虚以人参补之，阳旺则能生阴血，更以当归和之。少加黄柏以救肾水，能泻阴中之伏火。如烦犹不止，少加生地黄补肾水，水旺而心火自降。如气浮心乱，以朱砂安神丸镇固之则愈"。

在加减法方面，李东垣指出："如腹中痛者，加白芍药五分、炙甘草三分。如恶寒冷痛者，加去皮中桂一分或三分（桂心是也）。如恶热喜寒而腹痛者，于已加白芍药二味中更加生黄芩三分或二分。如夏月腹痛而不恶热者亦然，治时热也。如天凉时，恶热而痛，于已加白芍药、甘草、黄芩中，更少加桂。如天寒时腹痛，去芍药，味酸而寒故也。加益智三分或二分，或加半夏五分、生姜三片。如头痛，加蔓荆子二分或三分。如痛甚者，加川芎二分。如顶痛脑痛，加藁本三分或五分。如苦痛者，加细辛二分。诸头痛者，并用此四味足矣。如头上有热，则此不能治，别以清空膏主之……如胸中气壅滞，加青皮二分，如气促、少气者去之。如身有疼痛者，湿；若身重者，亦湿，加去桂五苓散一钱。如风湿相搏，一身尽痛，加羌活、防风、藁本根以上各五分，升麻、苍术以上各一钱，勿用五苓。所以然者，为风药已能胜湿，故别作一服与之。如病去勿再服，以诸风之药，损人元气而益其病故也。如大便秘涩，加当归梢一钱；闭涩不行者，煎成正药，先用一口，调玄明粉五分或一钱，得行则止。此病不宜下，下之恐变凶证也。如久病痰嗽者去人参，初病者勿去之。冬月或春寒，或秋凉时，各宜加去根节麻黄五分。如春令大温，只加佛耳草三分，款冬花一分。如夏月病嗽，加五味子三十二枚，麦门冬（去心）二分或三分。如舌上白滑苔者，是胸中有寒，勿用之。如夏月不嗽，亦加人参三分或二分，并五味子、麦门冬各等分，救肺受火邪也。如病人能食而心下痞，加黄连一分或二分，如不能食，心下痞，勿加黄连。如胁下痛，或胁下急缩，俱加柴胡三分，甚则五分"。

"阴火"为李东垣经常提到一词，散见于《脾胃论》、《内外伤辨惑论》、《兰室秘藏》、《医学发明》4部著作，据统计共有40多处，明确指"阴火"为心火者2处，为肾火者5处，为脾火者3处，为胃火者1处，为肝火者1处，为肺火者1处，为经脉之火者6处，为五志化火者2处，为实火者1处，为虚火者6处等[26]。因李东垣并未阐明到底何谓"阴火"，致使后世医家众说纷纭，莫衷一是。编者推断，李东垣所论述的"阴火"较为复杂，并不是同一种病因病机，但均以"阴火"

名之，给后世的理解造成了混乱。目前学界对于"阴火"的评论，主要有以下几种观点：一是血虚发热；二是气虚中气下陷，伏留化火；三是脾胃气虚，外邪入侵化热；四是气虚湿阻，郁而化热；五是虚阳外越；气虚及阴，阴虚则生内热[27]。脾胃气虚所致的内伤发热，均可称为"阴火"，此阴火不可用苦寒直折的方法治疗。

临床应用方面，补中益气汤在消化系统（胃下垂、肠易激综合征、慢性结肠炎、放射性直肠炎、肠癌、功能性便秘、慢性胃炎、慢性胆囊炎、上消化道出血、慢性肝炎、胃癌）、呼吸系统（慢性阻塞性肺疾病、变应性鼻炎、肺癌、肺炎）、循环系统（冠心病、高血压、头痛、低血压、心律失常）、泌尿系统（肾炎、肾病综合征、慢性肾衰竭、糖尿病、尿崩症、尿潴留）、外科（直肠脱垂、疝气、肾下垂、术后倾倒综合征、术后发热、痔疮、臁疮、腰椎间盘突出症、前列腺疾病）、妇科（子宫脱垂、功能失调性子宫出血、产后尿潴留、子宫肌瘤、先兆流产、阴吹、产后缺乳）、儿科（小儿反复呼吸道感染、小儿疝气、小儿脱肛、小儿遗尿、小儿哮喘、过敏性紫癜、小儿习惯性便秘、小儿慢性鼻窦炎、小儿上气道咳嗽综合征）等多个方面均可发挥治疗作用[28]，应用范围极为广泛。

（十三）补脾胃泻阴火升阳汤

东垣所创的系列方药中，虽以补中益气汤于后世流传最广，但若论学术特色最为突出者，则以补脾胃泻阴火升阳汤更有代表性。该方正如其名，融合了"补脾胃"、"泻阴火"及"升阳气"三部分，较之补中益气汤更为复杂。东垣在阐述补土理论时，喜用四季进行比喻，若说补中益气汤代表的是春升之气不足，所治的是"春之脾胃病"，那么补脾胃泻阴火升阳汤所治的乃是在脾胃内伤不足的基础上，兼见长夏气过于浮越外泄之态，以致湿热困阻与脾虚并见，故一方面要补脾胃而升阳气，另一方面则须降过于上亢的"阴火"。

1. 出处

补脾胃泻阴火升阳汤出自《脾胃论》，书中详细论述了方药组成及服法、注意事项，"柴胡一两五钱，甘草（炙）、黄芪（臣）、苍术（泔浸，去黑皮，切作片子，日曝干，锉碎，炒）、羌活，以上各一两，升麻八钱，人参（臣）、黄芩，以上各七钱，黄连（去须，酒制，五钱，炒，为臣，为佐），石膏少许（长夏微用，过时去之，从权）。上件㕮咀，每服三钱，水二盏，煎至一盏，去渣，大温服，早饭后、午饭前，间日服。服药之时，宜减食，宜美食。服药讫，忌话语一二时辰许，及酒、湿面、大料物之类，恐大湿热之物，复助火邪而愈损元气也。亦忌冷水及寒凉、淡渗之物及诸果，恐阳气不能生旺也。宜温食及薄滋味以助阳气"。

2. 病症特点

饮食伤胃，劳倦伤脾，脾胃一虚，阳气下陷，阴火乘之，时值夏令，当从此治[29]。症见饮食伤胃，劳倦伤脾，火邪乘之而生大热，右关脉缓弱，或弦或浮数[30]。

3. 应用指征

汪昂言："脾胃一伤，阳气日损，脾胃之清气下陷，浊阴之火得以上乘，是有秋冬而无春夏也，惟以气味薄之风药升发阳气，佐以苦寒之品，泻阴中火则阴不病，阳气伸矣。"方中以柴胡、升麻、羌活之辛苦平行少阳、阳明二经自地升天，升阳去寒，以辛苦发之者也。以炙甘草、黄芪、人参之甘温温补元阳之气。以黄芩、黄连、石膏之辛苦寒以泻内郁之火。以苍术之苦温健脾化湿。此乃预防阳虚受寒火郁至疫之方[31]。李东垣在原著中指出石膏一药仅于长夏之时"微用"，其他季节去之不用，或根据临床需要从权变通。补脾胃升脾阳，兼泻"阴火"，《脾胃论》反复强调，饮食不节、寒温不适和情志失常均可导致脾胃功能紊乱，胃不能受纳水谷，脾难以输送精微，升降失调，脾阳下陷，阴火随之上升，故而形成疾病[32]。

李东垣认为"脾主五脏之气"，"则元气之充足，皆由脾胃之气无所伤，而后能滋养元气"。脾胃是人体元气之本，气机升降出入之枢，脾胃气虚，升降失常，故变生诸病，如若使机体维持正常状态，则须脾气升发，脾气散精，灌溉四旁，布散于脏腑及肢体皮毛，此乃"正气存内，邪不可干"。据此，李东垣认为对补脾胃泻阴火升阳汤进行加减调整，可以达到治一脏（脾）而调五脏之功，《医方集解·补脾胃泻阴火升阳汤》"或本脉中兼见弦脉，证中或见四肢满闭、淋溲、便难、转筋一二证，此肝之脾胃病也，当加风药以泻之。脉中兼见洪大，证中或见肌热、烦热、面赤、肉消一二证，此心之脾胃病也，当加泻心火之药。脉中兼见浮涩，证中或见短气，气上喘嗽，痰盛，皮涩一二证，此肺之脾胃病也，当加泻肺及补气之药。脉中兼见沉细，证中或见善欠善恐一二证，此肾之脾胃病也，当加泻肾水之浮，及泻阴火之药。所以言此者，欲人知百病皆从脾胃生也，处方者，当从此法加时令药"。

临证中，补脾胃泻阴火升阳汤可用于治疗反复头痛、口腔溃疡和痛经、口腔黏膜白斑、双小腿湿疹、习惯性便秘[33]。

（十四）当归补血汤

当归补血汤是李东垣创立的方剂，由黄芪和当归两味药以 5：1 的比例组成，主治血虚发热证。

1. 出处

此方首见于《内外伤辨惑论》："治肌热，燥热，困渴引饮，目赤面红，昼夜不息。其脉洪大而虚，重按全无。"

药物组成及服法：黄芪一两，当归（酒洗）二钱。上件㕮咀，以水二盏，煎至一盏，去滓，温服，空心食前。

2. 病症特点

血虚发热，肌热面红，烦渴欲饮，脉洪大而虚，重按无力。亦见妇人经期产后血虚发热头痛，或疮疡溃后，久不愈合者。

3. 应用指征

方中重用黄芪，大补肺脾元气而善能固护肌表为君。臣以当归，养血和营。二药相伍，一气一血，一阴一阳，以五倍量之黄芪为主，补正气而摄浮阳，使气旺血生，阳生阴长，虚热自除。张璐《伤寒绪论》曰："气虚则身寒，血虚则身热。故用当归调血为主。然方中反以黄芪五倍当归者，以血之肇始本乎营卫也。每见血虚发热，服发散之药则热转剧，得此则浃然自汗而热除者，以营卫和则热解。热解则水谷之津液皆化为精血矣。"

当归补血汤体现了东垣甘温除大热之法。"甘温除热"就是用甘温之药恢复中焦脾胃之枢机，三焦气机调畅，君火得降，相火得升，阴阳相合，则寒热之证皆除。当归补血汤以甘温之药治疗各种"热"象。东垣于《脾胃论》中曾经有这样的论述："脾胃气虚，不能升浮，为阴火伤其生发之气，荣血大亏，荣气不营，阴火炽盛，是血中伏火日渐煎熬，血气日减，心包与心主血，血减则心无所养，致使心乱而烦……辛甘微温之剂生阳气，阳生则阴长。或曰：甘温何能生血？曰：仲景之法，血虚以人参补之，阳旺则生阴血，更以当归和之。"

当归补血汤和补中益气汤均可以治疗虚热。前者为血虚气无所依，虚阳浮越之血虚发热；后者是中气下陷，阴火上乘之气虚发热。二者皆可见身热口渴，但补中益气汤之气虚发热，还可以见恶寒、面白、自汗、气短乏力诸症。

当归补血汤以补虚为主，临证中血虚气弱诸症，均可以予之治疗。

（十五）升阳散火汤

升阳散火汤为李东垣治疗阴火又一处方，为治疗四肢热名方。

1. 出处

此方出自《内外伤辨惑论》："治男子妇人四肢发困热，肌热，筋骨间热，表热如火燎于肌肤，扪之烙手。夫四肢属脾，脾者土也，热伏地中，此病多因血虚而得之也。又有胃虚，过食冷物，郁遏阳气于脾土之中，并宜服之。"

药物组成及服法：生甘草二钱，防风二钱五分，炙甘草三钱，升麻、葛根、独活、白芍药、羌活、人参，以上各五钱，柴胡八钱（三钱）。上件哎咀，每服秤半两，水三大盏，煎至一盏，去渣，稍热服。忌寒凉之物，及冷水月余。

2. 病症特点

此病症为火郁于表，即阴火乘脾。症见四肢发热，重按热甚，无汗，或食少纳呆，或面赤头痛。适于形气不足、倦怠之体质。

3. 应用指征

《医方集解》、《成方便读》、《删补颐生微论》等书籍在论述该方时都认为柴胡、升麻、葛根、防风、羌活、独活升发阳气，宣畅三焦，则郁火得散，人参、甘草益脾土而泻热，白芍于土中泻木，散中有收，防止升发太过。《成方切用》对此方的解释较为全面："柴胡以发少阳之火，为君。升葛以发阳明之火，羌活以发太阳之火，独活以发少阴之火，为臣。此皆味薄气轻、上行之药，所以升举其阳，使三焦畅遂，而火邪皆散矣。人参、甘草，益脾土而泻热，芍药泻脾火而敛阴，且酸敛甘缓，散中有收，不致有损阴气，为佐使也。"因此纵观全方，补脾益气之药味少量轻，说明脾胃气虚较轻，而升散之风药较多，且量大，正好切中"胃虚过食冷物，抑遏阳气于脾土"之关键病机，从而也对应"火郁发之"的治则。方中众多辛温燥烈之风药，是否伤阴耗血？其实不然。一者白芍味酸、性微寒，土中泻木，与甘草酸甘化阴，养血柔肝；二者白芍收敛之性可佐制风药升发太过；三者生甘草与炙甘草并用调和诸药，可降低风药的燥烈之性。《删补名医方论》言："胃阳气弱，春寒不去，及过食冷物，抑遏少阳清气，郁于脾土之中，四肢发困热、肌热、筋骨间热、表热如火燎于肌肤，扪之烙手，并宜服之。"

亦有人提出，东垣书中记载"此病多因血虚而得之"，血虚发热，何以能用升阳散火？这是误解[34]。东垣行文，胃病每称"血病"，胃虚亦称"血虚"，他是从《灵枢·经脉》胃足阳明"主血所生病"之论引申而来的。如《脾胃论·脾胃胜衰论》中说"脾胃不足，皆为血病"，又云"胃主血"。因此这里所说"血虚"是指胃虚，即元气不足，元气不足而阴火上冲，不能作血分之虚理解，应该予以肯定。同时，下文亦有"胃虚"之词，如"胃虚过食冷物"句，就可以进一步得到佐证。

（十六）清暑益气汤

东垣清暑益气汤具清暑益气之功，主治暑病兼气虚之症。

1. 出处

清暑益气汤出自《脾胃论》。

药物组成及服法：黄芪（汗少减五分）、苍术（泔浸，去皮）、升麻，以上各一钱，人参（去芦）、泽泻、神曲（炒黄）、橘皮、白术，以上各五分，麦门冬（去心）、当归身、炙甘草，以上各三分，青皮（去白）二分半，黄柏（酒洗，去皮）二分或三分，葛根二分，五味子九枚。上件同㕮咀，都作一服，水二大盏，煎至一盏，去渣，大温服，食远。剂之多少，临病斟酌。

2. 病症特点

东垣清暑益气汤功用清暑益气，除湿健脾。主治平素气虚，又受暑湿。症见身热头痛，口渴自汗，四肢困倦，不思饮食，胸满身重，大便溏薄，小便短赤，苔腻，脉虚。

3. 应用指征

东垣在《脾胃论》中言："此病皆由饮食，劳倦，损其脾胃，乘天暑而病作也。但药中凡泽泻、猪苓、茯苓、灯心草、通草、木通淡渗利小便之类，皆从时令之旺气，以泻脾胃之客邪，而补金水之不及也。此正方已是从权而立之。若于无时病湿热脾旺之证，或小便已数，肾肝不受邪者误用之，必大泻真阴，竭绝肾水，先损其两目也。"《张氏医通》有云："经言骨痿者，生于大热也。有所远行劳倦，逢大热而渴，渴则阳气内伐，内伐则热舍于肾，肾者水脏也，今水不胜火，则骨枯而水虚，足不任身，发为骨痿。此湿热成痿，多发于夏，令人骨乏无力，故治痿独取阳明。东垣独得其秘，而用清燥之剂。主以清暑益气汤。"

如东垣所言，方中黄芪为君，其味甘，其性温，甘温以伏火，相火降则君火明，相火降则元气不耗；同时有益气固表之功，以减少汗出耗气，从两个途径减少元气的消耗。而从药方整体架构看，黄芪可增强对元气的补充，故为君药。橘皮解太阴阳明之湿困，调畅中焦，用当归与黄芪合，乃从当归补血汤法，治疗因大汗而致血虚，另用甘草以补益中气，君、臣均为治本之药，为核心用药，不可随意删改。针对时令之邪，东垣再加入苍术、白术、泽泻以渗利除湿，用升麻、葛根之风药以胜湿，同时葛根入阳明经，解除湿热困阻阳明，其法从于葛根芩连汤组方立意；湿胜脾虚，故食入不消，用青皮、炒神曲以消食快气；天暑湿热伤及肺津，用生脉散为佐，以补益气阴。

清代医家王孟英亦创清暑益气汤，与东垣方同名，王氏认为"东垣之方，虽有清暑之名，而无清暑之实"。"余每治此等证，辄用西洋参、石斛、麦冬、黄连、竹叶、荷秆、知母、甘草、粳米、西瓜衣等，以清暑热而益元气，无不应手取效也"。东垣清暑益气汤立论基础为元气受损、暑湿邪胜，王孟英则反对"暑必夹湿"之说，他认为东垣方中药多辛燥，不利于暑证治疗。王孟英由此在李东垣的基础上补充和完善了治疗暑热疾病的理论观点。东垣立方重点在于脾胃元气先虚，进而感受暑湿邪气，王孟英立方在于因暑热导致气津不足的病症；在症状表现方面，东垣之症可见汗出恶风，周身困乏，烦喘身热，少气而脉象洪大或洪大而缓；孟英论述之症也可见汗出，烦渴身热，但其热为肤温升高、肌肤灼热，其烦渴伴胃纳差，大便干燥，其脉呈弦细而数之象。在治疗群体上，东垣清暑益气汤以脾气亏虚、暑湿偏重为主，而王孟英以暑热偏重、胃津损耗为重。

（十七）黄芪人参汤

黄芪人参汤为上焦之阳气、阴分俱不足之方药。

1. 出处

黄芪人参汤出自《脾胃论》。

药物组成及服法：黄芪一钱（如自汗过多，更加一钱），升麻六分，人参（去芦）、橘皮（不去白）、麦门冬（去心）、苍术（无汗更加五分）、白术，以上各五分，黄柏（酒洗以救水之源）、炒曲，以上三分，当归身（酒洗）、炙甘草，以上各二分，五味子九个。上件同㕮咀，都和一服，水二盏，煎至一盏，去渣，稍热服，食远或空心服之。忌酒、湿面、大料物之类，及过食冷物等。

2. 病症特点

此方主治阴阳气血俱不足，临证见口不知味，目中溜火，而视物䀮䀮无所见，小便频数，大便难而秘结，胃脘当心而痛，两胁痛或急缩，脐下周围如绳束之急，甚则如刀刺，腹难舒伸，胸中闭塞，时显呕哕，或有痰嗽，口沃白沫，舌强，腰、背、胛、眼皆痛，头痛时作，食不下，或食入即饱，全不思食，自汗甚。

3. 应用指征

《赤水玄珠》言："夫脾胃虚弱，必上焦之气不足，遇夏天气热盛，损伤元气，怠惰嗜卧，四肢不收，精神不足，两脚痿软，遇早晚寒厥，日高之后，阳气将旺，复热如火，乃阴阳气血俱不足，故或热厥而阴虚，或寒厥而气虚，口不知味，目中溜火，而视物䀮䀮无所见，小便频数，大便难而结秘，胃脘当心而痛，两胁下痛，或急缩脐平，周围如绳束之急，甚则如刀刺，腹难舒伸，胸中闭塞，时显呕哕，或有痰嗽，口沃白沫，舌强，腰背胛眼皆痛，头痛时作，食不下，或食入即饱，全不思食，自汗尤甚，若阴气覆在皮毛之上，皆天热之热助本病也。"

黄芪人参汤立方用意与暑温基本病机相合，选用药物亦切合津气欲脱之证候，故临床每遇此类病证，效果甚佳。暑热伤气，参、芪益气而固表。湿伤脾，二术燥湿而强脾。火盛则金病而水衰，故用麦冬、五味，以保肺而生津。肺为水之上源，火旺克金，则金不能生水。麦冬合人参，生脉生津。用黄柏以泻热而滋水，当归养血而和阴，神曲化食而消积。升麻升解肌热而升清。陈皮理气，甘草和中。合之以益气强脾、除湿清热也。东垣曰："脾虚肺气先绝，故用黄芪，闭腠理，止汗益气。脾胃既虚，阴火伤其生发之气，营卫大亏，血虚以人参补之，阳旺自能生阴血也。更加当归和血，又加黄柏以救肾水。盖甘寒泻火，火灭则心气得平而安也。心火乘脾，故用炙草泻火而补脾。少用，恐滋满也，中满者去之。若腹中急痛急缩者，却宜多用。咳者，去人参。为清浊相干，故以橘皮理之。长夏湿胜，故加二术，上下分消其湿热也。湿胜则食不化，炒曲辛甘，消食快气。五味、麦冬、人参，甘微酸寒，泻火热而益肺金，救庚金也。"《医贯》曰："有伤暑吐衄者，暑伤心，心虚不能生血，不宜过用寒凉以伤心。盖暑伤心，亦伤气，其脉必虚，以参芪补气，斯无弊也。"全方既可固脱津气，又全面考虑了阴阳气血失调的危重证，从根本上加以治疗，较之生脉散更全面周到，较之参附汤更切病机。因其着眼于根本，加之选药甚平稳，故于暑温中见津气两伤及津气欲脱者均可用之。临床对此类患者确有防危救脱之功，而无顾此失彼之弊。

（十八）羌活胜湿汤

羌活胜湿汤为李东垣祛风胜湿止痛的代表方剂。

1. 出处

羌活胜湿汤出自《脾胃论》，如脊痛项强，腰似折，项似拔，上冲头痛者，乃足太阳经之不行也，以羌活胜湿汤主之。

药物组成及服法：羌活、独活，以上各一钱，甘草（炙）、藁本、防风，以上各五分，蔓荆子三分，川芎二分。上件咬咀，都作一服，水二盏，煎至一盏，去渣，温服，食后。

2. 病症特点

此病症属风湿犯表。症见头痛身重，肩背、腰脊疼痛，难以转侧，苔白，脉浮。

3. 应用指征

《扶寿精方》言羌活胜湿汤治背恶寒。虽盛暑亦欲着绵，人之背属阳，湿中太阳，久而热，乃火也。火起而痰随之渗入于背，兼以饮酒，酒乃湿热之物，与病辏合，湿痰结聚，所以外虽恶寒，其中实热也。先燥湿，次降火，病则除矣。内多太阳引经之剂，且能胜湿。《黄帝内经》中所说的"因于湿，首如裹，湿热不攘，大筋软短，小筋弛长，软短为拘，弛长为痿"，因为湿邪阻碍了气机的运行，不仅导致"不通则痛"，且使肌肉的运动变得不灵活，出现过分紧缩或弛缓的表现。同时还因湿邪蒙蔽清窍，出现一些感觉的异常，因此肢体疼痛的同时亦常伴沉重麻木感，如《古今医彻》中云："寒伤经络，身热而痛；湿伤筋骨，身重而痛。"羌活胜湿汤也常用于治疗头痛类的疾患，如《类证治裁》中云："因湿者头重，羌活胜湿汤。"方中羌活善祛上部风湿，独活善祛下部风湿，合而用之，则发散一身上下风湿之邪，通利关节而止痹痛，共为君药。防风散风胜湿而治一身之痛；川芎上行头目，旁通络脉，既可疏散周身风邪，又能活血行气而止头身之痛，共助君药散邪通痹止痛之力，用为臣药。藁本疏散太阳经之风寒湿邪，且善达巅顶而止头痛；蔓荆子亦轻浮上行，主散头面之邪，并可清利头目，俱为佐药。甘草缓诸药辛散之性，并调和诸药，为佐使药。因头居于上部，为人体清空之所，本为最轻巧灵活之处，如头痛与头部的沉重感并见，多为湿邪所致，而羌活胜湿汤正善于治疗人体上部的湿邪。《医贯》中就指出，"治法在上者当微汗，羌活胜湿汤；在下者当利小便，五苓散"。故表湿、上部之湿，凡是适合用发汗法治疗的"湿病"，都可试用本方。

本方与九味羌活汤均能祛风胜湿，但九味羌活汤解表发汗之功较著，兼清里热，适宜于风寒湿邪在表且内有蕴热之证，临床表现以恶寒发热、无汗、口苦微渴为特征；本方配伍独活、藁本、蔓荆子等，善祛一身上下之风湿，而发汗散寒之力逊之，适宜于风湿客于肌表经络之证，临床表现以头项肩背腰脊重痛为主症。

（十九）升阳益胃汤

升阳益胃汤为益气升阳，清热除湿代表方剂。

1. 出处

升阳益胃汤出自《内外伤辨惑论》："脾胃虚则怠惰嗜卧，四肢不收。时值秋燥令行，湿热少退，体重节痛，口苦舌干，饮食无味，大便不调，小便频数，不欲食，食不消，兼见肺病，洒淅恶寒，惨惨不乐，面色恶而不和，乃阳气不伸故也。当升阳益气，名之曰升阳益胃汤。"

方药组成及服法：黄芪二两，半夏（汤洗，此一味脉涩者宜用）、人参、炙甘草，以上各一两，防风（以其秋旺，故以辛温泻之）、白芍药、羌活、独活，以上各五钱，橘皮四钱，茯苓（小便利不渴者勿用）、泽泻（不淋勿用）、柴胡、白术，以上各三钱，黄连二钱。上㕮咀，每服三钱，生姜五片，枣二枚，去核，水三盏，同煎至一盏，去渣，温服，早饭、午饭之间服之，禁忌如前。其药渐加至五钱止。服药后，如小便罢而病加增剧，是不宜利小便，当少去茯苓、泽泻。

2. 病症特点

升阳益胃汤功用益气升阳，清热除湿。主治脾胃气虚、湿郁生热证。临证见怠惰嗜卧，四肢不收，肢体重痛，口苦舌干，饮食无味，食不消化，大便不调。

3. 应用指征

此方以升阳益胃为大法，益胃用参、芪、夏、草，用量大以厚味补胃之不足，独活、羌活、防风、柴胡，用量轻而久煎以厚气升阳，升阳为升东方甲木之阳，为春升之气，当配少量白芍以使气升有序，又因长夏之末，秋燥之初，湿热内蕴，少用黄连、泽泻、茯苓等以稍降其热，淡渗其湿。

对于本方药物运用方面，特别需要注意茯苓、泽泻的使用，"小便利不渴者勿用""不淋勿用""服药后，如小便罢而病加增剧，是不宜利小便，当少去茯苓、泽泻"。其原因在于本病病机是阳气不升，故治法以升阳为主，淡渗利湿则为权宜之法。《脾胃论》中指出，"病禁者，如阳气不足，阴气有余之病，则凡饮食及药，忌助阴泻阳，诸淡食及淡味之药，泻升发以助收敛也"，"药禁者，如胃气不行，内亡津液而干涸，求汤饮以自救，非渴也，乃口干也，非温胜也，乃血病也。当以辛酸益之，而淡渗五苓之类，则所当禁也"。升阳益胃汤有口干、小便频数的五苓散症状，若小便不利而渴，或小便淋漓，此为湿热传入太阳膀胱腑的表现，可从权使用茯苓、泽泻，利小便而祛湿热，若小便不利而不渴，没有出现淋漓不尽的临床表现，只是小便次数较多，口干，此为阳气不伸、郁而下陷膀胱腑的表现，则当以辛酸益之，不可再用淡渗利湿、泻升发以助收敛，否则就会出现"小便罢而病加增剧"。

临床对于升阳益胃汤的运用颇为广泛，但是前提为证型以脾胃虚弱、阳气郁土为基础，临证表现可见大便溏泻、食少纳呆、神疲乏力、小便频数、面色无华、四肢不适、悒悒不乐等。而历代对于此方的运用颇为灵活，应用范围包括了痢疾、泄泻、肿胀等，通过剖析该方在不同疾病中的运用情况，可以更好地掌握运用此方的关键。

（二十）葛花解醒汤

葛花解醒汤为解酒方，是通过补土的方法醒酒的典型方剂。

1. 出处

葛花解醒汤出自《脾胃论》："治饮酒太过，呕吐痰逆，心神烦乱，胸膈痞塞，手足战摇，饮食减少，小便不利。"

方药组成及服法：莲花（青皮去穰）三分，木香五分，橘皮去白、人参（去芦）、猪苓（去黑皮）、白茯苓，以上各一钱五分，神曲（炒黄）、泽泻、干生姜、白术，以上各二钱，白豆蔻仁、葛花、砂仁，以上各五钱。上为极细末，称和匀，每服三钱匕，白汤调下，但得微汗，酒病去矣。

2. 病症特点

葛花解醒汤主治酒醉所致湿邪困脾不化之症，症见恶心痰多，胸闷，胃胀，小便减少不畅等表现。

3. 应用指征

《成方便读》论述葛花解醒汤："治酒积，或呕吐，或泄泻，痞满头痛，小便不利等证。夫酒之为物，其质虽阴，其性则阳，故多饮则身热面赤，久则性去而质留。质者水也，阴也，但随人之脏气而为病。若阳盛者，多化湿热；阴盛者，多化湿寒。然脾胃正气不虚，则随饮随化，亦无以上诸证。治之者，先宜以参、术补脾之正气，复以干姜温脾中之阳，而助其健运。湿性黏腻，故以豆蔻、砂仁、木香、青皮、陈皮，一派辛香燥烈之品以佐之。酒乃谷所酿成，故以神曲消之。论治酒之法，解表，利小便，亦为两大法门，故以葛花入阳明，以解在表之酒湿，苓、泻达小肠，以渗在里之酒湿耳。"何梦瑶所著的《医碥》中云："酒者其质则湿，其气则热。饮之而昏醉狂易者热也，宜以汗去之。既醒则热去而湿存，宜利小便以去之，葛花解醒汤主之。"刚饮完酒后，处于全身大热、狂躁、昏昏欲睡的酒醉状态的，以酒之热性占主导地位，宜发汗清热；酒醒后遗留则是热去湿留，宜利尿除湿。

《杂病广要》论述葛花解醒汤："至于葛花解醒，惟为酒客初病者设，因酒必先入胃，故用消食理滞、上下分消之药。若以之概治变后之症，固非丹溪意也。然予所商五入，亦大略耳。外有酒后多汗强饮则胃受之，酒后面青则胆受之，酒后多尿则小肠膀胱受之，酒后积痢则大肠受之，鲜不为病。惟胃与小肠、膀胱受者，汗则从表而散，尿则从便而除，虽多饮亦能终其天年，古之所谓酒中仙者，其以此乎。谚云酒有别肠，误言也。"

东垣于葛花解醒汤一方后强调："此盖不得已用之，岂可恃赖日日饮酒？此方气味辛辣，偶因酒病服之，则不损元气，何者，敌酒病也。"东垣深知酒之为害，唯恐后人得本方而有恃无恐，故多费笔墨加以说明之。

（二十一）中满分消丸

中满分消丸为治疗腹部胀满（臌胀、气胀、水胀、热胀）的代表方剂。

1. 出处

中满分消丸出自《兰室秘藏》："治中满热胀、臌胀、气胀、水胀，此非寒胀类。"

药物组成及服法：枳实、黄连（去须）、厚朴，以上各五分，干生姜、姜黄、猪苓，以上各一钱，橘皮、甘草、白术，以上各一钱五分，砂仁、泽泻、茯苓，以上各三钱，半夏四钱，黄芩一两二钱（一方有人参一两，炒知母四钱）。上为细末，汤浸蒸饼为丸，如黍米大，每服三五十丸，温水下。

2. 病症特点

中满分消丸方证所对应的为"或伤酒湿面及味厚之物，膏粱之人，或食已便卧，使湿热之气不得施化，致令腹胀满"的热胀证。

3. 应用指征

中满分消丸为东垣为中满腹胀所立的专方。李东垣认为，中满腹胀的产生原因为："《六元政纪大论》云：太阴所至为中满，太阴所至为蓄满。诸湿肿满，皆属脾土。《论》云：脾乃阴中之太阴，同湿土之化，脾湿有余，腹满食不化，天为阳、为热，主运化也；地为阴、为湿，主长养也。无阳则阴不能生化，故云脏寒生满病。《调经篇》云：因饮食劳倦、损伤脾胃，始受热中，未传寒中，皆由脾胃之气虚弱，不能运化精微而制水谷，聚而不散，而成胀满……《经》云：'中满者，泻之于内者'是也。宜以辛热散之，以苦泻之，淡渗利之，使上下分消其湿，正如开鬼门、洁净府，温衣缪刺其处，是先泻其血络，后调其真经，气血平，阳布神清，此治之正也。"中满分消丸的组成原则即源于此。

脾胃为人体的中轴，是机体升清降浊的中转站，所以东垣立足于中土治疗中满。《素问·六节藏象论》云："脾、胃、大肠、小肠、三焦、膀胱者，仓廪之本，营之居也，名曰器，能化糟粕，转味而入出者也……此至阴之类，通于土气。"这里扩大了对于土气的理解，脾属中土，土主化生万物，脾胃为后天水谷精微化生之源。胃、大小肠、三焦、膀胱均为传化之腑，如胃主受纳、腐熟水谷，小肠主受盛化物、泌别清浊，大肠主传导变化等，都具有传化物而不藏、更虚更实、实而不满的特性，是后天水谷传导变化之场所，与脾运化水谷构成同一整体，共同完成水谷的纳、化、入、出，所以统称为至阴之类。中满分消丸可视为半夏泻心汤、六君子汤、四苓散加减变方，集辛散、苦泻、淡渗于一炉，以上下分消其湿。中满分消丸主要治疗痞、满、胀，是李东垣治疗热胀的著名方剂。脾主升清，胃主降浊，若脾气不能升运，胃气不能顺降，则中焦气机痞塞、气滞水停、痰湿内聚而成痞满臌胀。中满分消丸中人参、白术、炙甘草等补脾益气以升清，茯苓、半夏、陈皮、砂仁等和胃化痰以降浊，其中寓有六君子汤方意。《医方集解》注解本方曰："此足太阴阳明药也。厚朴、枳实行气而散满；黄连、黄芩泻热而消痞；姜黄、砂仁暖胃而快脾；干姜益阳而燥湿；陈皮理气而和中；半夏行水而消痰；知母治阳明独胜之火，润肾滋阴；猪苓、泽泻泻脾肾妄行之水，升清降浊；少加人参、白术、茯苓、甘草补脾胃，使气运则胀消也。"

东垣治疗中满以中土出发，分消走泄，寒温并用，调畅气机，燮理阴阳。

（二十二）半夏白术天麻汤（李东垣）

东垣半夏白术天麻汤为东垣治疗胃虚痰厥头痛要方。

1. 出处

李东垣半夏白术天麻汤出自《脾胃论》。

方药组成及服法：黄柏二分，干姜三分，天麻、苍术、白茯苓、黄芪、泽泻、人参，以上各五分，白术、炒曲，以上各一钱，半夏（汤洗七次）、大麦糵面、橘皮，以上各一钱五分。上件㕮咀，每服半两，水二盏，煎至一盏，去渣，带热服，食前。

2. 病症特点

此病症多为痰厥头痛。临证可见眼黑头眩，痰唾稠黏，涌出不止，恶心烦闷，气短促上喘，无力，不欲言，心神颠倒，兀兀不止，目不敢开，如在风云中，头苦痛如裂，身重如山，四肢厥冷，不得安卧。

3. 应用指征

东垣在论述其方解时，言"此头痛苦甚，谓之足太阴痰厥头痛，非半夏不能疗，眼黑头旋，风虚内作，非天麻不能除。其苗为定风草，独不为风所动也。黄芪甘温泻火补元气，人参甘温泻火补中益气，二术俱甘苦温，除湿补中益气，泽、苓利小便导湿，橘皮苦温益气调中升阳，曲消食，荡胃中滞气，大麦蘖面宽中助胃气，干姜辛热以涤中寒，黄柏苦大寒，酒洗以主冬天少火在泉发躁也"。

东垣阐释半夏白术天麻汤是从一则医案展开的："范天騋之内，素有脾胃之证……余谓前证乃胃气已虚，复下两次，则重虚其胃，而痰厥头痛作矣。制半夏白术天麻汤主之而愈。"患者因阴火而生烦躁，寒邪郁闭于表，火郁更重，前医两用下法，致使损伤脾胃中气，导致脾胃寒甚。东垣用干姜温中散寒，黄芪、人参甘温温阳益气，加之二术苦甘温，除湿补中益气；橘皮苦温，益气调中升阳；再用泽、苓利小便，如此中气得建矣。以酒洗黄柏泻心火。脾虚湿盛则肝阳不振，故用天麻、半夏化阴振阳[35]。

清代的程钟龄在《医学心悟》中也记述半夏白术天麻汤，亦对后世医家影响很大——半夏一钱五分，白术、天麻、陈皮、茯苓各一钱，甘草炙五分，生姜两片，大枣三个，蔓荆子一钱。虚者加人参。水煎服。程氏半夏白术天麻汤功用为化痰息风、健脾祛湿，主治风痰上扰证。此方临床也可见头痛、胸膈痞满、痰多、恶心等见症，与东垣方不同之处在于此方证病位主要在脾、肝，较少涉及心、胃、肾。因不存在少阴心火无阴血濡养，所以无阴火炽盛、充斥胸膈，主治症中之胸膈痞满为痰涎不化所致，而非阴火充斥所致。东垣之方在健脾除湿基础上，加用泻阴火之药。此为二方鉴别要点。

（二十三）枳术丸

脾胃内伤之病，有突起而病来势急者，如东垣创补中益气汤，所治的便是百姓被敌军围困后暴发之病，故急以益气升提之法；但延至后世，脾胃病多日渐发病而势缓，则另有调治之法。李东垣师承易水学派张元素，张氏原有枳术丸一方，颇受李杲推崇，适用于日常因饮食积滞而致脾胃内伤者。

1. 出处

枳术丸出自《内外伤辨惑论》，《脾胃论》、《兰室秘藏》也有所记载，"易水张先生枳术丸，治痞，消食，强胃"。

药物组成及服法："白术二两，枳实（麸炒黄色，去穰）一两。上同为极细末，荷叶裹烧饭为丸，如梧桐子大，每服五十丸，多用白汤下，无时。白术者，本意不取其食速化，但久令人胃气强实，不复伤也。"《兰室秘藏》载："上为极细末，荷叶裹，烧饭为丸，如绿豆一倍大，每服五十丸，白汤下，不拘时候，量所伤多少，加减服之。"

2. 病症特点

此病症多由脾胃虚弱、运化不健而致饮食停滞、脘腹痞满、不思饮食等[36]。临证表现为胃脘痞胀、神疲、纳少、便溏、面色无华、舌淡、脉细之症[37]。

3. 应用指征

枳术丸为张元素根据仲景枳术汤之意化裁，以白术气味苦甘，健脾燥湿而益脾元，枳实苦温泻痞闷而消积滞，用量上白术多枳实一倍，先补后消使药力不峻。荷叶芬芳养胃，用煨饭和药则使该方更为柔和，与术协同作用以滋养胃气。和以为丸缓缓服之，但令胃气强消化功能旺盛，即无食积伤脾之患[38]。易老曰，"非白术不能祛湿，非枳实不能消痞"（《此事难知》）。白术与枳实相伍，一升清，一降浊，正合"脾宜升则健，胃宜降则和"之理。清升浊降，脾健积消，则诸症自除，确有补不碍邪、消不伤正的作用，此即张元素"养正积自除"治疗思想的具体运用。王纶在《明医杂著》中评价道："愚按经云，脾为消化之器，熏蒸腐熟五谷者也。若饮食自倍，肠胃乃伤，则不能运化其精微，故嗳气、吞酸、胀满、痞闷之症作矣。故用此丸消之，实非专主补养。若脾胃虚弱者，宜用四君子汤；脾胃虚寒者，宜用四君子汤加炮姜；命门火衰者，用八味丸。"可见本方立意本为消脾胃积滞。

此方与《金匮要略·水气病脉证并治》枳术汤组成相同，枳术汤主治"心下坚大如盘，边如旋盘，水饮所作"。方中用"枳实七枚，白术二两"。服法为"上二味，以水五升，煮取三升，分温三服，腹中软，即当散也"，两者之差别在于枳术丸重用白术而轻枳实，枳术汤重用枳实而轻白术，两方补、消各有侧重，前者侧重于食积，而后者则针对于水饮。

在现代疾病的治疗方面，枳术丸可治疗慢性胃炎（浅表性胃炎、萎缩性胃炎）、胃下垂、便秘、心源性水肿、厌食、单纯性消化不良、胆囊切除后腹胀痞满[39]。

（二十四）益气聪明汤

《东垣试效方·眼门·诸脉者皆属于目论》中云，"脾者，诸阴之首也。目者，血脉之宗也。故脾虚则五脏之精气皆失，所司不能归明于目矣"，其后的《鼻不闻香臭论》中亦云，"若因饥饱劳役损伤，脾胃生发之气即弱，其营运之气不能上升，邪害空窍，故不利而不闻香臭也"，头面五官清窍皆受脾胃清气滋养，方能发挥视听言语等功能，如脾气一虚，则耳目之力易退化，此亦乃脾胃内伤中所常见之病，故补土理论在五官类疾病中常大有用武之地，其中一条代表方便是益气聪明汤。

1. 出处

益气聪明汤出自《东垣试效方》，书中称该方："治饮食不节，劳役形体，脾胃不足，得内障耳鸣，或多年目昏暗，视物不能，此药能令目广大，久服无内外障、耳鸣耳聋之患，又令精神过倍，元气自益，身轻体健，耳目聪明。"

方药组成及服法："黄芪、甘草各半两，人参半两，升麻、葛根各三钱，蔓荆子一钱半，芍药一钱，黄柏一钱（酒制，锉，炒黄）。上㕮咀，每服秤三钱，水二盏，煎至一盏，去滓，热服，临卧，近五更再煎服之，得睡更妙。"

方后还记载了部分加减法："如烦闷或有热，渐加黄柏，春夏加之，盛暑夏月倍之。若此一味多，则不效。如脾胃虚去之，有热者少用之。如旧有热，麻木，或热上壅头目，三两服之后，其热皆除。治老人腰以下沉重疼痛如神。此药久服，令人上重，乃有精神，两足轻浮，不知高下。若如此，空心服之，或少加黄柏，轻浮自减。若治倒睫，去黄柏、芍药及忌烟火酸物。"

2. 病症特点

益气聪明汤证的病机为脾胃不足，清阳不升、清窍失养而发耳目之病。其辨证要点为耳鸣耳聋，内障视物昏暗，或四肢倦怠。临床症见视物模糊，耳鸣耳聋，或头痛，或四肢疲乏，舌淡苔白，脉沉滑无力。

3. 应用指征

《医碥·耳》曰："劳役伤，房劳伤，虚火上炎，瘦悴昏愦，是为劳聋，益气聪明汤。"《简明医彀·耳证》云："益气聪明汤治饮食不节，劳役形体，脾胃不足，得受内障、耳聋之患。"在应用指征方面，益气聪明汤主治耳鸣耳聋，目不能视。关于"目不能视"的具体症状，前人早有记载。《原机启微·阴弱不能配阳之病》中描述为："其病初起时，视觉微昏，常见空中有黑花，神水淡绿色；次则视歧，睹一成二，神水淡白色，可为冲和养胃汤主之，益气聪明汤主之。"《张氏医通·目》曰："因肝火湿热上冲，脾气有亏，不能上升清气，故生白翳，睑闭不开，眵泪如糊，久而脓流，遂至损目。益气聪明汤、决明鸡肝散。"《景岳全书·眼目方》曰："益气聪明汤治目中内障初起，视觉昏花，神水淡绿色或淡白色，久则不睹，渐变纯白，或视物成二等证，并治耳聋耳鸣。"总而言之，视力下降、视野中有异物等相关眼病均在益气聪明汤主治之列。

益气聪明汤中，党参、黄芪甘温，炙甘草甘缓，均健脾益气；升麻、葛根、蔓荆子轻扬升发，能入阳明，鼓舞胃中清阳之气上行达于头目；白芍敛收养肝和血，黄柏苦降坚阴、补肾生水。上药共固下焦。此方使得脾气健运，清阳得升，浊阴得降，肝肾受益，则痰湿内化，九窍通利，目明耳聪[40]。

益气聪明汤可治疗神经内科杂症，如眩晕、偏头痛、耳鸣、脑动脉粥样硬化、血管性痴呆、脑鸣等疾病[41]。

（二十五）平胃散

东垣曾于著作中论及自身最喜用的几张方药，平胃散亦属其一（余药如建中汤、五苓散等已在前文有所介绍）。《脾胃论·脾胃胜衰论》中云，"如脉缓，病怠惰嗜卧，四肢不收，或大便泄泻，此湿胜，从平胃散"，平胃散也属于"降"一类的方剂，与建中汤的作用方向不同，但又不似承气汤类方降泄力雄，方中更有姜、枣、草以补脾，虽降胃气而中气不伤。该方之降胃并非为通腑泻热，而是为助脾胃运化，而导湿邪外出。

1. 出处

平胃散出自《简要济众方》，后载于《太平惠民和剂局方》中，在该书中所列的主治病证更完备明确。原文云："平胃散治脾胃不和，不思饮食，心腹胁肋胀满刺痛，口苦无味，胸满短气，呕哕恶心，噫气吞酸，面色萎黄，机体瘦弱，怠惰嗜卧，体重节痛，常多自利。或发霍乱，及五噎八痞，膈气反胃，并宜服。"

《太平惠民和剂局方·卷二》中所记载的药物组成："苍术五斤（去粗皮，米泔水浸二日），厚朴三斤二两（去粗皮，姜汁炙，炒香），陈皮三斤二两（去白），甘草三十两（锉，炒）。"服法："上为细末，每服二钱，以水一盏，入姜二片，干枣两枚，同煎至七分，去姜枣，带热服，空心食前；入盐一捻，沸汤点服亦得。"

2. 病症特点

此病症多属湿困脾胃，症见脘腹胀满，不思饮食，口淡无味，呕吐恶心，嗳气吞酸，常多自利，肢体沉重、怠惰嗜卧，舌苔白腻而厚，脉缓[42]。

3. 应用指征

《东垣十书》言"如脉缓病怠惰，嗜卧，四肢不收，或大便泄泻，此湿盛，从平胃散"，《医方考·平胃散》言"湿淫于内，脾胃不能克制，有积饮痞膈中满者，此方主之。此湿土太过之证，经曰敦阜是也"，湿与脾关系密切，湿邪最易伤中焦脾胃，脾虚生湿，湿盛伤脾。湿为阴邪，若饮食失常或过食生冷以致脾阳失运，寒湿中阻，气机失常，水湿为之不化而聚，水谷为之不消而滞，遂形成"水反为湿，谷反为滞"之湿、滞证，而平胃散为化湿之首方，最为适宜[43]。

方中苍术辛香苦温，为燥湿运脾要药，《本草正义·卷一》谓之"凡湿困脾阳……非茅术芳香猛烈，不能开泄。而脾家湿郁，茅术一味，最为必需之品"，故以之为君，使湿去则脾运有权，脾健则湿邪得化。厚朴辛温而散，长于行气除满，俾气行则湿化，且其味苦性燥而能燥湿，与苍术有相须之妙，用为臣药。陈皮辛行温通，可理气和胃、燥湿醒脾，协苍术、厚朴益彰燥湿行气之力，以为佐药。甘草甘平入脾，既可益气补中而实脾，令"脾强则有制湿之能"，又能调和诸药，故为佐使药。煎煮时少加生姜、大枣调和脾胃。本方苦辛芳香温燥，主以燥湿，辅以行气；主以治脾，兼以和胃；能消能散，俾湿去脾健，气机调畅，胃气平和，升降有序，则胀满诸症可除。临证中，平胃散对脾虚湿阻之腹泻，脾湿气滞之腹胀、便秘，脾虚邪留之发热均有疗效[44]。

（二十六）藿朴夏苓汤

从平胃散之降胃法，如进一步加强其化湿开表之效力，则可演变为藿朴夏苓汤。"湿邪"本亦为一时令邪气，虽四季常有，但仍以长夏为盛。且前文所列方药治疗的多为"内湿"，而湿邪亦有因脾气不足，而外邪趁机侵入者，如湿温、湿热病皆乃外感湿邪。然而正如《医述·湿》中云，"未有表湿而不连脏者、里湿而不连经者……即湿从外入，亦由邪之所凑，其气必虚之故"，故外湿之治仍不离补土之法。

1. 出处

关于藿朴夏苓汤出处，尚存争议，有医家认为原出自《医原·湿气论》，有人据清末民初严鸿志的《退思庐感证辑要·卷四》中对其起源的论述，认为该方出自《医原·湿气论》，但方名出自《重订广温热论》。《中医方剂大辞典》认为本方应为《退思庐感证辑要》引用《医原》，但方名则见于《湿温时疫治疗法》。绝大部分的医家对于藿朴夏苓汤最早出自《医原》的观点表示认同[45]。《医原·湿气论》记载："邪在气分即当分别湿多、热多。湿多者……治法总以轻开肺气为主，肺主一身之气，气化则湿自化，即有兼邪，亦与之俱化。湿气弥漫，本无形质，宜用体轻而味辛淡者治之，辛如杏仁、蔻仁、半夏、厚朴、藿梗，淡如薏苡仁、通草、茯苓、猪苓、泽泻之类，启上闸、开支河、导湿下行以为出路，湿去气通，布津于外，自然汗解。兼寒者，恶寒，无汗，前法酌加……豆豉、葱白、生姜之类。"又曰："为治湿温、湿热、湿重挟秽之初方。"

《重订广温热论》里藿朴夏苓汤组成：杜藿香二钱，真川朴一钱，姜半夏一钱五分，赤苓三钱，光杏仁三钱，生薏苡仁四钱，白蔻末六分，猪苓一钱五分，淡香豉三钱，建泽泻一钱五分。

2. 病症特点

本病为湿温初起，湿遏卫气，属表里同病偏于表湿。症见恶寒少汗，身热不扬，午后热象较显，头重如裹，身重肢倦，胸闷脘痞，苔白腻，脉濡缓[46]。

3. 应用指征

从方剂组成来看，藿朴夏苓汤有三仁汤、茯苓杏仁甘草汤、半夏厚朴汤、猪苓汤的方义。三仁汤去清热之滑石、通草，加淡渗之猪苓、茯苓、泽泻，再加解表之藿香、豆豉；湿邪困于胸，则胸闷，此为金匮茯苓杏仁甘草汤证，"胸痹，胸中气塞，短气，茯苓杏仁甘草汤主之"，本方还有猪苓汤去滑石、阿胶，猪苓汤证云"若脉浮发热，渴欲饮水，小便不利者，猪苓汤主之"，还有半夏厚朴汤去苏叶、生姜，"妇人咽中如有炙脔，半夏厚朴汤主之"。也可燥湿运脾，使脾能运化水湿，不为湿邪所困[47]。

藿朴夏苓汤证属卫气同病，湿重热轻，湿遏卫阳，腠理开合失常，故恶寒少汗；热为湿遏，故身热不扬；湿阻清阳，故头痛如裹；湿客于肌腠，故身重肢倦；湿阻中焦，故胸闷不饥；面色淡黄，口不渴，苔白腻，脉濡缓，均为湿邪偏甚之象[4]。本方与三仁汤同属芳香淡渗宣化之剂，同治湿热邪在气分而湿邪偏重之证，但三仁汤清利之功较胜，用于湿中蕴热者较宜；本方芳化淡渗之力较优，用于表湿里盛者最为合拍[48]。

临证中，藿朴夏苓汤对于胃炎、乙型肝炎、胆囊炎、膀胱炎均有一定治疗作用[49]。

（二十七）归脾汤

脾胃病迁延日久者，常不仅气虚不足，而且血分亦亏虚。而东垣有"阳旺而生阴血"一语，故对脾虚而血亏者，常以"益气生血"为法，若论该法的代表方，当推归脾汤莫属。

1. 出处

归脾汤出自《严氏济生方》，该书在"健忘论治"中指出，"夫健忘者，常常喜忘是也。盖脾主意与思，心亦主思，思虑过度，意舍不清，神宫不职，使人健忘。治之之法，当理心脾，使神意清宁，思则得之矣"，由此归脾汤主治思虑过度，劳伤心脾，健忘怔忡。

方药组成："白术、茯神（去木）、黄芪（去芦）、龙眼肉、酸枣仁（炒，去壳）各一两。人参、木香（不见火）各半两，炙甘草二钱半。"服法："上㕮咀，每服四钱，水一盏半，生姜五片，枣子一枚，煎至七分，去滓，温服，不拘时候。"

2. 病症特点

归脾汤主要病症特点为心悸、食欲不振、疲乏、头晕目眩、不寐、面色无华；参考病症特点为气短懒言、多梦、面色萎黄、月经量多、大便稀溏、健忘、经色浅淡、消瘦、烦躁、胸闷、腹胀、肢冷畏寒；归脾汤的舌脉主要表现为舌质淡，苔薄白，脉细弱[50]。

3. 应用指征

明代赵献可在《医贯·卷三》中说："凡治血证，前后调理，须按三经用药。心主血，脾裹血，肝藏血，归脾汤一方，三经之方也。远志、枣仁补肝以生心火，茯神补心以生脾土，参、芪、甘草补脾以固肺气。木香者，香先入脾，总欲使血归于脾，故曰归脾。有郁怒伤脾，思虑伤脾者，尤宜。"本方证的病变重点是脾气亏虚，故用人参、黄芪、白术、茯苓、炙甘草等甘温补脾益气。其中参、芪大补脾气；白术苦温，健脾燥湿；茯苓益脾渗湿；炙甘草甘温，调中益气健脾，乃四君子汤加黄芪，益气补中、健脾养胃之作用更强。脾胃运化功能振奋，则气血生化旺盛，心血充足，其神可安。龙眼肉甘温益心脾，补气血而安神。当归配伍黄芪为当归补血汤，能益气生血；当归长于调经，且引血归其所当归之经。木香辛温行气散滞，以解郁结之气而理气醒脾。白术燥脾之湿，木香行气散滞，脾气郁结可解，且大队甘味补药之中，得木香之行气，当归之活血，则补中有行，滋而不腻。远志安神益智而解郁，能醒发脾气治思虑郁结；酸枣仁甘酸，宁心安神；远志与枣仁，一开一收敛浮越之心神，加茯苓之静以宁之，于是心神复于原位，在心血濡养下，阳藏于阴中则不复游越而自宁，惊悸怔忡、失眠多梦则自可愈。佐以炙甘草、生姜、大枣和胃健脾，调和营卫以资生化，则气旺而血充矣。故本方有益气补血、健脾养心的作用[2,51]。

从现代临床报道看，归脾汤对于神经精神系统疾病、妇科疾病、循环系统疾病、血液系统疾病、消化系统疾病、五官科疾病、儿科疾病、泌尿系统疾病、风湿免疫疾病、皮肤科疾病、外科疾病均有一定治疗作用[52]。

（二十八）实脾饮

脾主运化水湿，脾虚失运，水饮内生，而论健脾散水之方，实脾饮当为颇具代表性的方药。

1. 出处

实脾饮又名实脾散，最早记载于《严氏济生方》，收录于《证治准绳》，《证治准绳》云："治阴水发肿，用此先实脾土。"

实脾饮的方药组成及服法："姜厚朴一两，白术一两，木瓜一两，大腹子一两，炮附子一两，木香一两，草果仁一两，茯苓一两，炮干姜一两，炙甘草半两，生姜五片，大枣一枚，水煎不拘时温服。"

2. 病症特点

此病症属阳虚水肿。症见身半以下肿甚，手足不温，口中不渴，胸腹胀满，大便溏薄，舌苔白腻，脉沉迟。

3. 应用指征

《医林纂要探源》云："阴水之作，由命火不壮，脾胃虚寒，而或外兼冷饮，身冒寒湿，土不能制水，则水妄行无制而浮肿也。白术实脾燥湿之君药，茯苓佐白术以渗湿，甘草佐白术以厚脾，厚朴破土中之郁塞，草豆蔻暖脾胃，开郁积。大腹子苦涩，功专降泻，彻于下极，攻坚破积，燥湿除痰，而涩味亦能敛阴。按大腹子之力不及槟榔，然此不用槟榔而用大腹子，意以功专脾胃软。木香亦以通理三焦之气，然槟榔降浊之意为多，木香升清之意为多。木瓜酸以泻肝邪于土中，敛水气以归化，故能舒筋消肿。土不能制水，肾不能摄水，皆以命门火衰故也，附子以大壮命火，则肾中有阳而脾暖能制水矣。黑姜色黑入肾，以佐附子补命门火，此二味又所以实脾之根本也。"

叶桂也对该方有所评述："此温通之方也。大附子气味咸辛大热，入手足少阴；草果气味辛温，入足太阴；干姜气味辛温，入手足太阴；甘草气味甘平，入足太阴；大腹皮气味苦辛温，入手足太阴，能下气利湿；木瓜气味酸平，入手足太阴。此脾元虚弱不能运湿，致面浮足肿，非辛温通阳则脾阳不能振也。"

从方证角度而言，实脾饮含有真武汤、四逆汤、肾着汤意。方中取真武汤去芍药，真武汤为治疗阳虚水泛之方，临床可见小便不利，四肢沉重，水肿，因去芍药，以方测证，应无腹痛、疼痛；四逆汤也是回阳救逆之方，针对少阴阴寒内盛而设；肾着汤主症为"腹重如带五千钱"，"如坐水中，形如水状"，显然也是阴寒水湿为患。加之木香、大腹皮、草果、厚朴行气化水，木瓜醒脾化湿，该方确为治疗阴水要方。

有研究显示，实脾饮可以明显提升心力衰竭患者的心功能，明显改善气促、浮肿、胃纳差、疲倦乏力等心力衰竭症状，提高活动耐量，降低 BNP 水平，增加 24 小时总出量，还具备安全性高、不良反应少等特点，对于脾阳虚衰型心功能Ⅳ级慢性心力衰竭患者，乃是行之有效的治疗方药[2, 52]。另外对于肝硬化大量腹水[53]、心源性水肿、慢性肾衰竭[54]、慢性浅表性胃炎、溃疡性结肠炎[55]等病均有一定治疗作用。

二、现代名方

补土理论发展至现代，医家也从不同的专科疾病出发，并结合现代疾病谱的变化，对方药进行了改进或另创新方。除了传统的消化疾病领域外，补土理论在治疗自身免疫类疾病、妇科疾病、心身相关疾病等方面也颇有成效，诞生了许多特色方药。本篇从国医大师或名老中医所创方药中，选取突出补土理论在具体疾病治疗中的应用的较具代表性的例子，简述如下。

（一）泄肝和胃方

中医学中所称的"中土脾胃"，其实质虽与西医所谓的消化系统不能完全等同，但也多有互相覆盖之处，故后世应用补土理论频率最高的专科，还当属消化系统疾病相关专科。对于一些病变以功能异常为主，且病性反复的消化系统疾病（如反流性食管炎等），补土理论常有用武之地。

1. 出处

泄肝和胃方为国医大师徐景藩所创，方药组成为"川连 3g、吴茱萸 2g、橘皮 6g、竹茹 10g、麦冬 10g、法半夏 10g、枇杷叶 10g（包）、茯苓 15g、甘草 3g、太子参 15g"。

2. 病症特点

此方针对于反流性食管炎之肝胃郁热证，主症：嗳气多，食物反流，呕吐，口干或兼口苦，舌质微红，脉象弦或细数等[56]。

3. 应用指征

反流性食管炎之肝胃郁热证乃由肝失疏泄、郁久化热、横逆犯胃，胃失和降，胃气上逆所致。胃者以通为用，以降为和。故其治在肝胃，须解其郁、平其气、泻其热，使上逆者下行、中结者旁达。治法以清泻肝胃之热，兼理气和胃降逆为主。泄肝和胃以黄连、吴茱萸为君，取其"苦辛泄降"，黄连味苦性寒，入心、脾、肝、胃、大肠经，善于清热燥湿、泻火解毒。黄连可治呕吐吞酸、湿热痞满等症，以吴茱萸配制后善疏肝和胃止呕。叶天士认为"诸寒药皆凝涩，惟有黄连不凝涩。与辛药相伍，能通能降"。吴茱萸味辛苦，性大热，入肝、脾、胃、肾经，可温中散寒，降逆止呕，疏肝解郁，行气消胀，散寒止痛。吴茱萸可治脾胃虚寒、呕吐涎沫、嗳气吞酸、食欲不振等症。两药相伍即为古方左金丸，有辛开苦降、寒温反佐之妙用。黄连苦寒，泻其横逆之火，折其上炎之火，以和胃降逆；佐以吴茱萸之辛热，从类相求，引热下行，共奏泻火降逆和胃之效。方中另以橘皮、竹茹、半夏为臣，橘皮微辛微苦，入脾、胃、肺经。徐景藩认为其微苦微辛，具有流通气机、宣肺降胃之功，为叶氏"杏蔻橘桔开泄法"之要药，也是"治脾胃虚劳病八法之一"中"降法"的常用药。他认为降气、理气的药物一般能增强食管、胃、肠的蠕动，因此，对反流性食管炎，可通过"降"的治法使反流得到纠正或改善[57]。

另外，如临床上欲求制酸，则可从添加化湿药的角度考虑。方中所用的半夏味苦、性辛，具有降逆止呕、燥湿化痰之功，为止呕要药，它既有降胃气上逆之功，又有除胃中湿邪之能，是治疗反流性食管炎的常用药。半夏配黄连取泻心汤之意，辛以理气、苦以泻热，可治胃热吐酸、呕吐等症。茯苓药性平和，健脾安神，又能利水渗湿，既能扶正，又能祛邪，故久病伤正之证尤为适宜。《本草纲目》中记载茯苓"东垣谓其阳中之阴，降而下，言其功也"。配半夏、陈皮、甘草取小半夏茯苓汤之意。此即宗喻嘉言"开幽门"法之意，可使胃中上逆食管之浊阴下降，达和胃降逆、分利水湿之效。郁热日久，病程迁延多致气阴受损，成虚实夹杂之症，治当兼顾气阴。故方中以太子参代党参，恐党参有滞气之弊，太子参相较党参其补益脾胃之力虽弱，但补气而不滞气，并有健胃养胃之功。

方中半夏合麦冬取麦门冬汤之意，盖因热易伤津、壮火食气，胃之气阴皆损，治当濡润。两者相配酸甘化阴，养阴生津敛气，气阴兼顾，兼能柔肝制木，消除或减少肝经对脾胃的病理因素。此即燥中用润，刚中用柔之意，临床上运用得当，常获良好效果。最后，方中还添入一味枇杷叶以降逆气，《本草纲目》言其能和胃降气，有下气之功[58]。

此外，食管功能性疾病经久不愈，或存在食管炎症及（或）溃疡，由于郁热久而伤阴，或体素营阴不足，必须遵从"虚者润养"的治疗原则。如自觉食管部位有灼热或嘈杂感，甚则吞咽时有干涩不利的感觉，口咽干，舌质红者，就须给予润养，滋阴清热生津。可选用麦冬、玉竹、沙参、生地、杏仁、白蜜等品[56]。

（二）三合汤

消化系统疾病的症状常互有重叠，因此亦有些方药不针对某项具体疾病，而是针对一系列疾病的主症而设。如胃痛便是消化系统疾病中最常见的症状之一，且日久反复者常兼夹多种病因，因此用药既需要切中病机又需兼顾多个方面。这也是补土理论应用于现代疾病时需要进行的一种变化，临床用方常须博采数首方剂所长，如本部分内容所介绍的方药便是一例。

1. 出处

本方出自名中医焦树德之作，方药组成为高良姜 6～10g、制香附 6～10g、百合 30g、乌药 9～12g、丹参 30g、檀香 6g（后下）、砂仁 3g[59]。

2. 病症特点

胃脘痛难愈，或服用其他治胃痛药无效，舌苔白或薄白，脉象弦或沉细弦，胃脘喜暖，痛处喜按，但又不能重按，大便或干或溏，虚实寒热症状夹杂并见（包括各种慢性胃炎、胃及十二指肠球部溃疡、胃黏膜脱垂、胃神经官能症、胃癌等所致的胃痛）。

3. 应用指征

胃为阳土，喜润恶湿，主受纳腐熟水谷，乃多气多血之腑，其气以和降为顺，所以胃气失和、气机不利、胃失濡养均致胃痛发生。胃痛的病变脏腑关键在胃，肝、脾起重要作用，胆、肾也与之有关。此外，久病见虚，久病必虚，所以对于久痛难愈，或服用其他药物无效的胃痛，往往虚实寒热夹杂，气血俱病，胃、肝、脾、胆、肾均受影响[60]。三合汤是以良附丸、百合汤、丹参饮三个药方组成的，故名三合汤。其中良附丸由高良姜、香附子组成，主治肝郁气滞、胃部寒凝所致的胃脘疼痛，高良姜本热，温胃散寒，香附子辛平，疏肝理气，二药合用善治寒凝气滞胃痛，偏寒重用高良姜，偏气滞重用制香附子。百合汤由百合、乌药组成，主治诸气膹郁所致的胃脘痛，百合性味甘平，主入肺、胃经，降肺胃郁气，肺气降、胃气和，则诸气俱调，配以乌药顺气宣通、疏散滞气，又能防止百合平凉之性有碍中运。丹参饮则由丹参、檀香、砂仁等药物组成，是治疗心腹胃脘痛的有效良方。其中丹参味苦，性微凉，功可活血祛瘀、通经止痛，《吴普本草·丹参》中认为它有"治心腹痛"的功效。檀香辛温理气、利胸膈、调脾胃，《日华子诸家本草·檀香》称其善于"治心痛"。砂仁辛温，行气调中，和胃醒脾，三药相伍，以丹参入血分，再兼功同四物汤；砂仁则兼益肾理元气，引诸药下归。

以上方药组成，既主气又主血，既主寒又主滞，治疗心腹诸痛，又能益人，功效较为全面[61]。三合汤加入失笑散，为四合汤。临证加减方面，其痛以寒凝为主要病机，故遇寒痛重，得暖则舒，苔白脉缓，或沉弦，证属胃寒盛者，可减丹参为20g，加砂仁6g，高良姜10g，再加吴茱萸5g、干姜3g。兼有胸脘发闷，泛恶吐水，喜干食，不欲饮水，舌苔白腻，便溏脉濡，证属中湿不化者，可加陈皮10g、半夏9～12g、茯苓10～15g、木香6～9g、煅瓦楞10g。兼有右胁胀痛或隐痛，情绪不佳则胃痛加重，喜长吁、嗳气，大便时干时软，脉象沉弦或弦细，证属肝郁犯胃者，可轻用高良姜，重用香附，再加柴胡9g、厚朴10g、炒川楝子10g、绿萼梅5g、白芍10g，并将檀香改为9g。兼有口苦，舌苔微黄，虽思冷饮食，但食冷物痛又加重，胃中似有灼热感，脉略有数象，证属标热本寒者，减高良姜为5g，加炒黄连6g、炒黄芩9g、千年健12g，去砂仁。兼舌红无苔，口干不欲饮水，饭后迟消，大便少而涩，或干燥，证属中焦气化不利、津不止输者，可加知母9g、焦三仙各9g、香稻芽10g、葛根9g。大便色黑，隐血阳性者，加白及9g、生藕节15～20g、茜草炭12g，减高良姜为5g。舌红无苔，口干，喜稀饮食，夜间口渴，胃中有灼热感，食欲不振，大便干涩不爽，脉象沉细数，或弦细略数，证属胃阴不足者，可减高良姜为3g，去砂仁，加沙参9g、麦冬6g、知母9g、白梅花3g[62]。

（三）楂梅益胃汤

补土理论传承于现代，其理论内涵及方药集合都得到了极大丰富，治疗各种疾病非单围绕健脾益气升阳之法，如酸甘益阴之法用之得当亦乃"补土之道"，如江西省名中医廖金标就以此创出用于治疗各类慢性胃炎的楂梅益胃汤。

1. 出处

本方出自名中医廖金标经验，方药组成为"沙参 30g、麦冬 10g、玉竹 10g、生地 10g、木瓜 10g、山楂 15g、石斛 12g、山药 15g、甘草 6g、乌梅 12g、白芍 12g"[1]。

2. 病症特点

此病症多见于慢性胃炎证属脾阴不足、胃土燥热。症见胃脘嘈杂，似饥似辣，似痛非痛，食已即饥，一食即饱，口干舌燥，少苔、无苔或花剥苔[63]。

3. 应用指征

益胃汤为吴鞠通《温病条辨》方："阳明温病，下后汗出，当复其阴，益胃汤主之。"温热本伤阴之病，下后邪解汗出，汗亦津液之化，阴液受伤，不待言矣，故云当复其阴。此阴指胃阴而言，盖十二经皆禀气于胃，胃阴复而气降得食，则十二经之阴皆可复矣。欲复其阴，非甘凉不可。汤名益胃者，胃体阳而用阴，取益胃用之意也。下后急议复阴者，恐将来液亏燥起，而成干咳身热之怯证也。方由沙参三钱，麦冬五钱，冰糖一钱，细生地五钱，玉竹（炒香）一钱五分组成。楂梅益胃汤为益胃汤去冰糖，加山楂、乌梅、木瓜、石斛、山药、甘草、白芍，宗吴氏"欲复其阴，非甘凉不可"之旨，用甘寒生津之品养阴益胃，加用酸甘化阴药以滋敛胃阴，可谓养胃阴之升华，经过本方加减治疗，可恢复损伤之津液[64]。

此方主治慢性浅表性胃炎、慢性萎缩性胃炎、慢性胃窦炎属脾阴不足、胃土燥热之证者。方中以叶天士所创的益胃汤（沙参、麦冬、玉竹、生地）为主，滋阴养胃；配合白芍、甘草酸甘化阴，滋养胃体，即柔肝抑木；加乌梅、山楂、木瓜酸敛和胃消食；配山药、石斛，乃为养阴敛液、扶脾悦胃之良药[1]。胃脘胀痛者可加调气不伤阴之佛手片、玳玳花、萼梅花等；大便秘结者加火麻仁、瓜蒌仁、黑芝麻；疼痛偏血分者加延胡索、丹参；疼痛偏气分者加川楝子、香附；萎缩性胃炎者重用乌梅、山楂、木瓜、白芍；胃黏膜糜烂者加蒲公英、白花蛇舌草；胃息肉者加山慈菇、黄药子；肠上皮化生者可加半枝莲、石见穿、石打穿等以防癌变，忌大苦大寒、燥热刚烈之品[65]。

其禁忌证为脾虚湿困或湿浊中阻而出现脘腹隐痛者，伴见饮食减少或不思饮食，腹胀便溏，口中黏腻，恶心呕吐，肢困身重，头重如裹，面色萎黄晦滞，甚者肢体水肿，关节疼痛，屈伸不利，妇女白带增多，舌淡或胖，苔滑腻厚浊，脉濡等不宜使用，否则可导致病情缠绵难愈[65]。

（四）重症肌无力方

除了遵循补土之道创立新的治法方药之外，现代医家也常在原有补土名方的基础上，结合现代病种加以改良创新。其中国医大师邓铁涛将名方补中益气汤化裁，创立的重症肌无力方可谓是颇具代表性的一个方剂。重症肌无力本身乃是一种自身免疫性疾病，原因不明，而补土理论在这类疾病中也常有很大的临床指导意义。

1. 出处

重症肌无力方为国医大师邓铁涛所创，方药组成为黄芪 30～150g、五爪龙 50～90g、党参或太子参 30g、升麻 6～10g、柴胡 6～10g、白术 12～30g、当归或当归头 10～15g、陈皮 3～5g、甘草 3g[66]。

2. 病症特点

功效为补脾益损，主治重症肌无力[67]。

3. 应用指征

邓氏在长期的临床实践中，发现眼睑下垂、四肢乏力、舌淡脉细为重症肌无力最常见症状，其他如构音不清、吞咽困难、心悸气促等症状多是在上述基础上发展演变而来，即使有些患者构音不清，吞咽困难表现比较突出，但亦多伴存明显的四肢乏力、纳差、脉细弱等脾虚症状，且病情多随四肢乏力症状的轻重有无而变化。故邓氏由此明确指出"本症是虚证，以脾虚为主"[68]。中医认为，脾之合肉，脾主四肢，脾为气血生化之源，为后天之本。眼睑称为肉轮，由脾所司，脾气虚弱，中气下陷，故表现为眼睑下垂。脾主运化，《素问·太阴阳明论》言："四肢皆禀气于胃，而不得至经，必因于脾，乃得禀也。今脾病不能为胃行其津液，四肢不得禀水谷气，气日以衰，脉道不利，筋骨肌肉皆无气以生，故不用焉。"故脾失健运、肌肉失养，则四肢乏力。呼吸困难、构音不清则主要责之于肺、肾，但对重症肌无力患者来说，与脾的关系仍十分密切。如呼吸困难时，多伴有痰涎壅盛，随着痰涎症状的解除，病情也就随之好转。脾主运化水湿，为生痰之源，呼吸困难的产生（原因）和改善（结果）都与脾（生痰、运化水湿）有着本质的联系[2]。

重症肌无力方为补中益气汤加岭南草药五爪龙而成，在剂量方面，邓氏用黄芪之量独重，因重症肌无力乃脾胃虚损之病，虚损犹如坑壑，修复不易，故须重用黄芪以补之。五爪龙又称五指毛桃，为桑科榕属佛掌榕之根（《广州植物志》），性味甘平（一作辛甘微温），功能为益气健脾、补虚疗损。有人称之为南芪，以代北芪之用，但相对来说，五爪龙的药性缓，补而不燥。在多种慢性病（如冠心病）中，对于需补气者，邓老常用五爪龙以治之。重症肌无力用之，不仅可增强黄芪大补脾气之功，而且又不至过分温阳致燥，确为佳品[69]。

药物加减方面，若兼有肢体麻木者加桑寄生、豨莶草以祛风通络；畏寒肢冷者加巴戟天、淫羊藿以温补肾阳；夜寐多梦、心烦失眠者加酸枣仁、首乌藤以养心安神；吞咽困难者可加桔梗以理气利咽；咳嗽痰多者加紫菀、百部、浙贝、橘络、天竺黄、海浮石以清热化痰、止咳；咽痛者加千层纸、桔梗、玄参以利咽止痛；口干者加石斛以养胃阴；尿多者加杜仲、桑螵蛸以固肾缩尿；血瘀明显者，合用补阳还五汤以补气、活血、通络；痰涎壅盛者，予猴枣散以散结化痰；胸腺肿瘤或肥大者加山慈菇、玄参、浙贝母以化痰散结；合并高血压者加桑寄生、杜仲、草决明以降血压；月经过多者加阿胶以补血养血；长期服用激素者加薏苡仁以健脾利湿，加茯苓以利水消肿等[66]。

（五）安胎防漏汤

妇科也是补土理论应用频率最高的领域之一，女子的经、孕、胎、产虽常与血分相关，但气血化生仍需凭借脾胃之力。故"补土"即使不是主要治法，也可谓是贯穿各种妇科疾病治疗过程中不可或缺的一部分，本部分内容选取的乃是一首现代的"安胎方"——安胎防漏汤。

1. 出处

此方为国医大师班秀文所创，方药组成如下："菟丝子20g、覆盆子10g、川杜仲10g、杭白芍6g、熟地黄15g、党参15g、炒白术10g、棉花根10g、炙甘草6g。"服用方法："未孕之前，预先水煎服此方3~6个月；已孕之后，可用此方随证加减。"[70]

2. 病症特点

安胎防漏汤为补益类方剂，温养气血，补肾固胎。主治病症为习惯性流产[70]。

3. 应用指征

从中医学观点出发，滑胎病因归纳起来不外乎四点：其一为脾肾两虚，胎失所载。肾主先天，脾主后天，脾肾虚弱，不能养胎，遂致堕胎；其二为阴虚血热，胎元不固。热扰冲任、胞宫，致胎元不固，屡孕屡堕；其三为气血虚弱，胎失所养，"妇人以血为本"，气血亏虚，冲任失养，不能固载胎元，胎失气载血养而不固；其四为瘀血内阻，胎失所养[71]。班氏认为，肾主生殖，为胞脉所系，主蛰，为封藏之本，肾气足则胎元固而无流产之虞。肝藏血，肾藏精，精血相生相济。肝肾阴血足，则能养胎、载胎。又肾为先天之本，脾为后天之本，先天靠后天充养，只有脾胃能正常运化水谷精微，气血充足，胎儿的生长发育才有物质保障。因此在补肾益精的同时还要注意益气健脾，脾气健旺则气血生化有源，气旺则能载胎，血足则能养胎[72]，故补益肝肾，健脾安胎实为本病的治疗原则。

此外，班氏指出，滑胎病临床虽有寒热虚实各种表现，但本病的本质是虚证，即便出现实证，治疗上也要注意攻补兼施。菟丝子辛甘平，覆盆子甘酸微温，二子同用，有补肾生精、强腰固胎之功；杜仲甘温，补而不腻，温而不燥，为肝肾之要药，能补肾安胎；当归、白芍、熟地俱是补血养肝之品，肝阴血足，则能促进胎元的发生；党参、白术、棉花根甘温微苦，能健脾益气、升阳除湿，既有利于气血的化生，更能健脾安胎；甘草甘平，不仅能调和诸药，而且能益气和中、缓急止痛。全方有温养气血、补肾益精、固胎防漏之功[70]。

对本病的治疗，班氏认为要分未孕和已孕两个阶段进行论治，治疗原则为未孕先防，已孕早治，先后天并重，根据病情而决定孰先孰后。凡多次堕胎之妇，在下次孕前，应先用温肾健脾、补益气血之法进行调养，可用寿胎丸与泰山磐石散，轮流交替服用调养 3~6 个月，待肾气充、脾气旺、气血充盈，再行摄精受孕，则孕而能荫养，载藏牢固，足月顺产。对有过滑胎的患者，还另嘱其避孕 1 年以上[73]。

（六）香姜红糖散

补土方药在现代的演化也并非只有"面面俱到"一路，为了适应现代人要求服药方便的需求特点，有些医家也发明了便于日常调理脾胃的小方子。且对脾胃病来说，其养护非一日一月之功，方药简单而方法简便，更有利于坚持，如本部分内容所介绍方药便具有这样的优点。

1. 出处

香姜红糖散为国医大师张志远经验方，方药组成：广木香 50g，干姜 350g，红糖 120g。先把木香、干姜碾为粉末，然后和红糖调在一起，混合均匀。此剂量为 1 个疗程用量，每次口服 10g，白水送下，3 小时 1 次，日用 4 次，连服 13 天。如嫌辣味过浓，可改为每日 5g，1.5 小时 1 次，日服 8 次[74]。

2. 病症特点

此病症表现为脾阳虚弱，腹中隐隐作痛，每日泻下 3~5 次，呈半水样便，久而不止，服附子理中丸或痛泻要方巩固不佳者[75]。

3. 应用指征

此方系治疗"痛泻"之验方，由干姜丸化裁而出，包括两种药物一种食物，其中广木香辛苦性温，能醒脾行气、散寒止痛，《本草纲目》中称"木香乃三焦之气药，能升降诸气"。《药性论》云："治女子血气刺心，心痛不可忍，末，酒服之。治九种心痛，积年冷气，痃癖癥块胀痛，逐诸壅气上冲烦闷。"木香长于行肠胃滞气并有止痛作用，适用于肝郁不舒、脾胃气滞之脘腹胀痛，脾虚气滞之脘腹胀满、食少便溏、饮食积滞之脘腹胀痛、大便秘结或泻而不爽，湿热泻痢之里急后重，以及胸腹胁痛、黄疸等[76]25;干姜大热暖中助阳,可煦化沉积的寒邪。《神农本草经》称干姜"主胸闷咳逆上气,温中,止血,出汗,逐风湿痹,肠澼下利,生者尤良"。《本草求真》则认为"干姜大热无毒,守而不走,凡胃中虚冷,元阳欲绝,合以附子同投,则能回阳立效,故书有附子无姜不热之句"[77]。方中所用的红糖甘温而补,乃取自小建中汤的"甘以补之"之意。该方的立方之意乃是遵照《素问·至真要大论》中"寒淫于内,治以甘热,佐以苦辛"之旨,以红糖甘养脾胃、木香味苦、干姜味辛,共奏祛寒健脾、温肠止泻之功。该方以中、下二焦素有伏寒者为适用对象,凡舌苔白滑、脉搏沉迟、面带鰲色、腹痛便泻、粪不成形者,即可服用[77]。

本方十分平妥,毒性很小,可根据病情需要随证加减。如食欲不振用砂仁 5~9g,气虚无力用人参 3~8g(冲),大气下陷用炙黄芪 15~21g,阳虚较重用熟附子 9~15g,心悸不宁用桂枝 7~12g、茯苓 9~12g、炙甘草 10~18g,小便短少加泽泻 8~16g,猪苓 9~15g,精神易怒、怒则腹痛用炒白芍 12~20g,每日以水煎汤分 4~8 次送服此散[78]。该方有三个方面的特点,一是有效,药味少,花钱不多,易于调配,符合验、便、廉的要求。二是无副作用,在内服过程中,并不影响饮食,且有健胃的功能。三是有利于旅行携带[79]。

(七)八味解郁汤

部分心理疾病,或与情绪波动关系较大的疾病也常有应用补土理论的可能。这类疾病常未损及"形",故在器质性检查中不能发现异常,但患者常因中土气机的升降异常,而出现诸多变化多端的症状。此时仍当从调理气机、恢复升降的角度切入,如本部分内容所讲之八味解郁汤。

1. 出处

八味解郁汤为江苏省名中医黄煌教授所制,为四逆散、半夏厚朴汤两张经方合方,取名八味解郁汤。方药组成:"柴胡 15g,白芍 15g,枳壳 15g,甘草 5g,姜制半夏 15g,厚朴 15g,茯苓 15g,苏梗 15g。"

2. 病症特点

此病症多表现为抑郁和焦虑症状。症见四肢冷、咽喉异物感、脉弦。

3. 应用指征

八味解郁汤为半夏厚朴汤合四逆散(枳实换成枳壳),由柴胡、白芍、枳壳、甘草、半夏、厚朴、茯苓、苏梗组成。在临床上,黄煌发现许多(包括梅核气)以身体感觉异常为表现的神经精神系统疾病患者,常常兼有四逆散证(譬如手冷等),在这种情况下将两方合用,常能收到良好的效果,精神状态改善尤其明显[80]。

从药用角度分析，厚朴与半夏同用，可行气解郁、化痰散结；甘草与白芍同用，可柔肝理脾、缓急止痛；枳壳与柴胡同用，可升清降浊、疏肝理气，加之苏梗宽胸理气，生姜止呕和胃，茯苓渗湿健脾。纵观全方，具有止痛理气、散郁行气、辛苦合用、升降通调之妙[81]，其应用指征如下。①因精神刺激所致的咽喉异物感（严重如有炙脔）：此咽喉异物感不仅包括咽痛、痒、干燥，咽中有黏痰、鱼骨梗阻感等，还包括胸部的重压感、呼吸不畅感、呼吸表浅感，以及有气流向上攻撑至咽喉感、经常嗳气等。有时患者自述咽痛，但咽喉并不充血红肿，扁桃体也不肿；咽痒有时可表现为越紧张越痒；自觉咽中有痰者，总是吐不出，即便吐出也仅有少许白痰。②消化道症状：如腹胀、呕吐恶心、食欲不振等。③四肢常冷，在精神紧张、月经期和生气时更甚。④胸胁苦满：除自觉胸痛胸闷以外，尚有客观的"硬满"指征，即通过腹诊、按诊发现胸胁部、腹部肌肉绷硬，按压有抵抗感；或头侧面、肩颈部、胸腹部、身体两侧有肿块及疼痛，包括乳房肿块，乳腺小叶增生，肩颈部酸痛，腹股沟淋巴结肿大等。⑤主诉以自觉症状为多，多属于敏感性体质：常无阳性体征或器质性病变；体质尚可，但对外界刺激反应较大，情绪不稳，常处于抑郁状态，喜叹息；有时可见欲望低下，对任何事情都提不起兴趣；女性可有月经周期不准。⑥或然证：指的是各种主诉症状多变，或咳嗽气喘，痰多胸闷，或眩晕心悸，失眠多梦，或小便不利，便秘，里急后重。可伴有心血管病、肺及呼吸道疾病、神经精神系统疾病等。⑦脉多弦滑[81]。

八味解郁汤方证辨证要点：首先，患者往往同时具有消化系统和神经精神系统的症状，如腹胀、呕吐恶心、食欲不振、容易紧张、发怒、压抑、睡眠不佳、感觉异常等。其次，特征性的症状甚为关键，如咽喉异物感、四肢常冷等。再次，对患者体质状态要准确把握，此类患者的体质可总结为"敏感"，对外界刺激无论生理或心理耐受力都不高，譬如对疼痛、天气变化敏感，对别人的看法十分在意，等等，性格多思多虑，情绪容易波动，肌肉较坚紧，腹部按之有抵抗感或胀痛，腹直肌多呈紧张状态，肤色多暗，呈青黄色或黄暗。最后，方证的延伸也很重要，咽喉异物感、胸胁苦满等所涵盖的面很宽，使用时应当注意[81]。

（八）乌蛇驱风汤

皮肤疾病也常有应用补土理论的机会，因肌表为人体最外层，受脾胃清气滋养；脾胃清阳不升，皮肤亦最易受影响，邪气留恋不去而发为顽固性皮肤病。病虽久郁肌表而易夹湿热，但治疗中仍须合以祛风之法，其实这也是通过"风药"以行脾胃久郁之气，使其达于肌表。

1. 出处

乌蛇驱风汤由近代皮肤病名医朱仁康所创，方药组成为"乌蛇10g，蝉衣6g，荆芥10g，防风10g，白芷10g，羌活10g，黄连8g，黄芩10g，银花10g，连翘

10g，甘草 6g"。朱老强调在服用该方期间，禁食辛辣刺激及鱼腥海味食物[83]。

2. 病症特点

乌蛇驱风汤具搜风清热、败毒止痒的功效，用于风热之邪内郁日久，未经发泄，致皮肤剧痒的病证[84]。适用于治疗湿疹[84]、荨麻疹、皮肤瘙痒症等瘙痒性皮肤病[85]及神经性皮炎[86]。

3. 应用指征

乌蛇是中医治疗皮肤科顽癣的常用药，《药性论》认为乌蛇"治热毒风，皮肤生疮，眉须脱落，痒疥等"；《开宝本草》则称它"主诸风瘙痒疹，疥癣，皮肤不仁，顽痹"；《本草求原》谓乌蛇善于"入血散风"。方中所用的蝉蜕（即蝉衣）也是虫蛇类药，善于疏散风热、利咽开音，亦能疏风通络，《本草纲目》称其"治皮肤风热，痘疹作痒"。防风性能祛风止痒、发汗解表，临床上常用防风治疗以风邪为主所致的皮肤瘙痒。《神农本草经》称防风"主大风头眩痛，恶风，风邪，目盲无所见，风行周身，骨节疼痹，烦满"。另一风药荆芥善于祛风解表、透疹消疮、止血，该药长于发表散风，且微温不烈，药性和缓，为发散风寒药中药性最为平和之品。《滇南本草》中云："荆芥穗，上清头目诸风，止头痛，明目，清肺、肝、咽喉热痛，消肿，除诸毒。"金银花则有清热解毒、疏散风热的功效，《本经逢原》云："金银花，解毒去脓，泻中有补，痈疽溃后之圣药。"连翘泻心火，清上焦热毒，又能消肿散结，为"疮家圣药"[85]。黄芩、黄连均为清热解毒要药，甘草也是一味解毒良药，诸药共用可使久蕴于皮肤的风湿热毒之邪复从皮肤而出。乌蛇驱风汤有以下三个特点：一是用虫类药搜剔隐伏之邪；二是重用风药疏风透邪，其中荆芥、防风、白芷、羌活辛能散透，辅助乌蛇、蝉衣使久郁之邪复从肌表外出；三是配用黄连、黄芩、金银花、连翘等寒药以清解郁热，甘草既能调和诸药，亦有清热解毒之功效。

（九）萎胃复元汤

随着现代疾病分类的进一步细化，补土方药也进化得更有针对性，其辨证不仅从"宏观"角度出发，也常常结合一些"微观"证据，以分析疾病的病因病机。如本部分内容所述的萎胃复元汤便主要针对萎缩性胃炎而设，并结合了其"微观病机"。

1. 出处

萎胃复元汤为广东省名中医余绍源所创，方药组成：北黄芪 30g，太子参 15g，白术 15g，砂仁 5g（后下），陈皮 10g，半枝莲 15g，白花蛇舌草 30g，三七末（冲）1.5g，稻麦芽各 30g[87]。

2. 病症特点

此病症多表现为萎缩性胃炎，常见于萎缩性胃炎伴有不典型增生、肠上皮化生者属于脾虚气滞、瘀毒互结证。症见胃脘胀满，进食稍多尤甚，时有嗳气，食欲不振，大便溏或泻[88]。

3. 应用指征

脾胃功能发生紊乱，升降失常，运化失职，患者的消化吸收功能出现障碍，导致机体化源不足，脾胃由于失去气血的温养其胃黏膜发生病变。脾胃气阴两虚是萎缩性胃炎发病的内因，血瘀、湿热毒邪既为病理产物，又为外因，治疗关键在于益气养阴、化瘀解毒并举。随着现代医学和中药药理学的发展，对慢性萎缩性胃炎的认识不断加深，研究亦证实，许多中药都有阻止胃黏膜腺体萎缩和促进腺体再生的作用。若临床上单纯依靠现代药理研究而不区分病机，或单纯地对症治疗亦不会取得好的疗效，所以还要将辨病、辨证和辨症三者相结合[87]36。萎缩性胃炎形成的过程较为漫长，原因也较为复杂，但不论是何种原因，最终都导致久病失治，正气亏损，而瘀毒交结，正虚邪恋。在这种情况下，补虚则碍邪，攻邪则伤正，故须以本方扶正祛邪，两者兼顾。方中以北芪、太子参补气为君，以白术、砂仁、陈皮、稻麦芽健脾醒脾、和胃消导为臣；半枝莲、白花蛇舌草清热解毒散瘀定痛，以解瘀毒之交结为佐；久病入络，胃络受伤，借三七止血、消肿、散瘀之作用为使。全方扶正祛邪，治萎缩性胃炎或伴不典型增生、肠上皮化生者效果显著，屡试不爽[88]。

药物加减方面，若见舌淡红、苔薄、脉弦等气滞明显者，加川楝子15g，延胡索15g，枳壳15g；若脘痞纳呆，舌淡红，苔腻者，加薏苡仁30g，白豆蔻5g，厚朴10g；若口干便结，舌红少津或苔少有裂纹者，加沙参15g，石斛10g，麦冬10g，山楂30g；若胃脘顶胀不适，胃纳差，终日饱胀不易饥，大便亦常夹不消化食物残渣，可消积导滞，可用焦山楂15g、神曲15g等[87]3，若热象明显者，加竹茹、蒲公英；偏寒者，加台乌、香附。本方主要用于治疗脾虚气滞、痰瘀互结的情况，并能治心下痞满，临证以胃脘胀满、嗳气、食欲不振、大便溏、舌淡苔白、脉弦涩为辨证要点。

（十）百麦安神饮

百麦安神饮也是一剂用于精神相关症状的方药，如前文所列的"八味解郁汤"病在气，本方则主要病在"阴"，其实这也是中土气机升降异常的一种，以气不能降而化阴，故变生诸症。但脾胃内伤者里气多已不足，故不能用过于滋腻的养阴药，只宜"清养"，柔和地引"天气"下降而化阴。

1. 出处

百麦安神饮为国医大师路志正所创，方药组成及服用方法："百合 30g，淮小麦 30g，莲肉 15g，首乌藤 15g，大枣 10g，甘草 6g。上药以冷水浸泡半小时，加水至 500 毫升，煮沸 20 分钟，滤汁，存入暖瓶内，不分次数，欲饮水时即取此药液饮之"[1]。

2. 病症特点

此方治疗病症多为神经衰弱、神经官能症，以神志不宁、心烦易躁、悲伤欲哭、失眠多梦、善惊易恐、心悸气短、多汗、时欲太息、舌淡红或嫩红、脉细弱或细数无力为主症，中医辨证属心阴不足、虚热内扰，或气阴两虚，心神失养者[89]。

3. 应用指征

神经衰弱及神经官能症的发生，主要因思虑过度，心阴暗耗；或久病不愈，阴血耗伤；或劳伤心脾，气血两亏，致使心失所养，心神不宁。其病变部位主要在心，有时可涉及肺、脾、肝三脏，本症不是脏腑形体实质的病变，而是其功能失常，临床以虚多邪少者多见，且一般病程较长，故治疗上不能孟浪从事、急于求成，如因其虚而过用重剂滋补，不但药过病所，且可引起诸如胸闷、脘痞、腹胀、纳呆等不良反应。如因其邪而攻之，会进一步损伤正气，加重病情。所以必须从虚多邪少、功能失常这一点着眼，缓缓为之，以清淡、轻灵、活泼、流动之品，斡旋其枢机，调整其功能，补虚而不助邪，祛邪而不伤正。故取《金匮要略》甘麦大枣汤与百合汤之义，再加莲肉、夜交藤。以淮小麦、甘草、大枣益心脾之气；以莲肉、百合、大枣养血和营；以百合微寒之性，清内蕴之虚热；且淮小麦、百合、莲肉、首乌藤、大枣诸药均有安神定志的作用。诸药合用，共奏养心阴、益心气、清虚热、缓诸急、安神定志之功[90]。

本症临床上以女性多见，往往几经周折，遍服诸药，或见效甚微，或时愈时复，患者痛苦异常，医者颇感棘手。此时如辨证确属心阴不足或气阴两虚者，用本方常在数剂之内见效[89]。临证加减方面，兼气郁加合欢花 30g，兼痰浊加竹茹 9g、生姜 6g，兼湿阻加藿、荷梗各 10g，兼肝血虚加酸枣仁、当归各 15g。对神经官能症、神经衰弱症、更年期综合征等，中医辨证以神志不宁、精神恍惚、悲伤欲哭、不能自主、时时欠伸、心烦易怒、睡眠不安、失眠多梦、易恐善惊、心悸气短、多汗、时叹息、默默寡言、欲行不能行、欲食不能食为特点，均宜用之[91]。

三、中成药

无论是古方还是现代方药，可通过现代的技术手段制成更为方便服用和保存的中成药，以使临床更便于应用。中成药中亦有不少源于补土经典方药，并根据实际需要对药方进行一定调整，由此在临床应用颇广。在此选择部分代表性方药，简述如下。

（一）补中益气丸

补中益气汤于前文已有叙述，丸剂相对更为和缓，适用于慢性病的调养。

1. 出处

补中益气丸为李东垣《脾胃论》、《内外伤辨惑论》名方，药物组成为炙黄芪、党参、炙甘草、白术（炒）、当归、升麻、柴胡、陈皮。

2. 应用指征

补中益气丸的功能主治为补中益气，升阳举陷。用于脾胃虚弱、中气下陷所致的体倦乏力、食少腹胀、便溏久泻、肛门下坠。有研究表明，补中益气丸还有防辐射作用[92]。但使用仍须遵循中医辨证论治的原则，补中益气丸乃以治疗脾虚尤其是脾气虚证为主，即体倦乏力、中气下陷、久病虚弱等证[93]。

（二）枳术宽中胶囊

1. 出处

枳术宽中胶囊源于《内外伤辨惑论》枳术丸，在此基础上，由医药学专家进行广泛的筛选优化，针对消化不良多有焦虑、抑郁等精神异常引起的发病机制，加入了柴胡、山楂二味药物，使该药除在保持传统方剂对胃肠动力的强大促进作用之外，更兼具显著改善患者精神状态的疗效。枳术宽中胶囊四味药中，白术为君药，健脾助运；枳实为臣药，下气化滞；君臣相配，白术用量大于枳实，消补兼施，寓消于补，相辅相成。柴胡为佐药，既可升脾胃之清气，又可疏肝气之郁结，与枳实相伍，升清降浊，升中求降，使气机和畅。山楂亦为佐药，消食健脾，与君药白术合用，以消食积助运化。四味相配，治疗脾虚气滞、肝胃不和之脘腹痞满[94]。

2. 应用指征

枳术宽中胶囊的主要作用为健脾和胃、理气消痞，用于胃痞（脾虚气滞）。症见呕吐、反胃、纳呆、反酸等，以及功能性消化不良见以上症状者。临证中，枳术宽中胶囊对功能性消化不良并抑郁[95]、反流性食管炎[96]、胆汁反流性残胃炎[97]、便秘型肠易激综合征[98]、癔球症[99]等疾病均有很好的疗效。

（三）藿香正气口服液

1. 出处

藿香正气口服液本源于《太平惠民和剂局方》的藿香正气散，方药组成为广藿香、紫苏叶、苍术、陈皮、厚朴（姜制）、白芷、茯苓、大腹皮、半夏、甘草等。

2. 应用指征

藿香正气口服液的功能主治为解表化湿、理气和中，用于外感风寒、内伤湿滞或夏伤暑湿所致的感冒。症见头痛昏重、胸膈痞闷、脘腹胀痛、呕吐泄泻，或胃肠型感冒见上述证候者亦可用。目前，藿香正气散主要有丸剂、酊剂和水剂等多种剂型供临床选用。藿香正气丸（水蜜丸）起效慢，不容易吞咽。藿香正气水（酊剂）和藿香正气口服液（水剂）由于服用方便，易于保管携带，较受患者欢迎。藿香正气水主要采取乙醇渗漉法和水煎煮法制取，浸出制剂含乙醇量为 40%～50%，性味辛苦。藿香正气口服液在生产工艺方面主要采取加水回流蒸馏法和水煎煮法，浸出制剂不含乙醇，性味辛微甜。两种剂型区别之一在于是否含有乙醇[100]。

（四）胃乃安胶囊

1. 出处

胃乃安胶囊为岭南名医梁乃津所创，药物组成为黄芪、三七、红参、珍珠层粉、人工牛黄。

2. 应用指征

胃乃安胶囊具有补气健脾、宁心安神、行气活血、消炎生肌的功效，用于治疗胃及十二指肠慢性溃疡、慢性胃炎等消化道黏膜损伤性疾病[101]。梁氏认为胃及十二指肠溃疡、慢性胃炎等慢性消化道疾病的主要病机是脾胃虚弱、气滞血瘀，辨证论治主张从肝脾胃入手，遣方用药往往同施多法，通补并用，标本兼顾[102]。方中黄芪、人参等补中健脾，以恢复脾胃正气，改善体质；同时，胃脘疼痛多为久病，久病入络又气滞血瘀，故用三七活血化瘀，以助瘀血流通，且三七还能止痛止血，对胃脘疼痛有止痛之功，如有出血，又有止血之效；牛黄、珍珠层粉清热解毒、生肌敛疮，以促进溃疡愈合。大体可认为黄芪、红参为君药，三七为臣药，牛黄、珍珠层粉为佐药。

现代药理研究认为，黄芪能全面提高机体免疫能力，还可增强机体应激适应能力，减少胃及十二指肠应激性溃疡的发生。三七具有很好的抗炎、镇痛作用，为中药活血定痛之要药，对改善胃及十二指肠溃疡、慢性胃炎局部血运，促进炎性溃疡愈合，减轻疼痛具有一定的作用。红参，即蒸制后干燥的人参，具有改善体质和抗应激作用，还具有较好的抗肿瘤作用，对防治慢性胃病癌变恶化有一定作用。珍珠层粉中含有大量的钙盐、18 种人体必需氨基酸及多种微量元素。人工牛黄除了有良好的镇静、抗惊厥和解热利胆作用外，还有很好的抗炎作用[103]。

（五）参苓白术颗粒

1. 出处

参苓白术颗粒依《太平惠民和剂局方》参苓白术散而来，方药组成为白扁豆、白术、茯苓、甘草、桔梗、莲子、人参、砂仁、山药、薏苡仁。

2. 应用指征

参苓白术颗粒的功能主治为补脾胃、益肺气，用于治疗脾胃虚弱、食少便溏、气短咳嗽、肢倦乏力等。方中人参、白术、茯苓益气健脾渗湿，为君药；山药、莲子肉助君药健脾益气止泻，白扁豆、薏苡仁助白术、茯苓健脾渗湿，均为臣药；辅用砂仁醒脾和胃、行气化滞；桔梗宣肺利气、通调水道，同时又能载药上行、培土生金；配合甘草健脾和中、调和诸药，共为佐使[104]。桔梗一药之用尤有深意，《素问·五脏生成》言：“诸气者，皆属于肺。”肺为五脏中与气关系最密切的内脏，且人体水液的输布、运行和排泄也依赖于肺的疏通和调节，即“肺为水之上源”。故本方以桔梗配入方中，桔梗为手太阴肺经引经药，如舟楫载药上行，达于上焦以益肺，即培土生金之意。

参苓白术颗粒对于呼吸系统疾病（慢性支气管炎、哮喘、胸膜炎、支气管扩张、气胸、上呼吸道感染、肺不张、原发性支气管肺癌、慢性肺心病、肺结核），循环系统疾病（心律失常、冠心病心绞痛、二尖瓣脱垂综合征），消化系统疾病（慢性胃炎、慢性胰腺炎、慢性结肠炎、慢性肝炎、溃疡性结肠炎、非特异性溃疡性结肠炎、放射性肠炎、消化性溃疡、肝硬化、乙型肝炎、慢性痢疾、脂肪肝、肠易激综合征、胃黏膜脱垂症、糖尿病性胃轻瘫、消化不良综合征），泌尿系统疾病（慢性肾小球肾炎、尿路感染、泌尿道结石、痛风性肾病），血液和造血系统疾病（缺铁性贫血、血小板减少性紫癜、白细胞减少症）、内分泌系统疾病（糖尿病）均有疗效[105]。

（六）资生丸

1. 出处

资生丸来源于《先醒斋医学广笔记·妇人》，“妊娠三月，阳明脉养胎，阳明脉衰，胎无所养，故胎堕也，服资生丸"。原方组成为人参、白术、白茯苓、陈皮、山楂、甘草、山药、黄连、薏苡仁、白扁豆、白豆蔻、藿香、泽泻、莲肉、桔梗、芡实、麦芽。清代吴谦在《医宗金鉴·内伤外感辨似》一书中引用了该方，并总结为"资生脾胃俱虚病，不寒不热平补方，食少难消倒饱胀，面黄肌瘦倦难当"，《删补名医方论》再次引用了与资生丸相关的论述："治妇人妊娠三月，脾虚呕吐，或胎滑不固。兼丈夫调中养胃，饥能使饱，饱能使饥，神妙难述。"此后资生丸受到后世的重视，并广泛应用于脾胃病，不只限于"保胎资生"。在《医宗金鉴》中，其方药组成中去掉了泽泻，并加入砂仁、神曲，计一十八味[106]。

2. 应用指征

资生丸的功效为健脾开胃、消食止泻，主要用于治疗脾虚不适，胃虚不纳，神倦力乏，腹满泄泻。资生丸在参苓白术散的基础上加味而成，旨在培补脾土，建立中焦，脾土安则万物得以资生，故名"资生"。方中人参、茯苓、白术益气健脾，生津润肺；炒白扁豆、薏苡仁、泽泻健脾兼以祛湿；砂仁、豆蔻、广藿香芳香醒脾化湿；芡实、莲子、山药甘平滋养脾阴；神曲、山楂、麦芽开胃助消化；陈皮理气运脾；桔梗宣肺理气，借肺之布精而养周身；小量黄连反佐，一为清理脾胃之湿热，二为防诸药温燥太过；加甘草调和诸药。临证中，见纳差、精神倦怠、疲乏无力、面色㿠白、大便溏泻、舌淡苔腻微黄、脉虚软等症状，均可使用[107]。资生丸药性甘润，不温不燥；消补结合，补而不滞；清利结合，升降有序，深得脾胃生理要旨，是一首配伍十分周到的方剂，为临床进一步扩大补土理论的应用范围提供了思路[108]。

（七）玉屏风颗粒

1. 出处

玉屏风散出自《究原方》，录自《医方类聚》。玉屏风颗粒源于玉屏风散，药物组成为黄芪、白术、防风。其功能主治为益气、固表、止汗，用于表虚不固、自汗恶风、面色㿠白，或体虚易感风邪者。

2. 应用指征

《灵枢·营卫生会》言："人受气于谷，谷入于胃，以传与肺，五脏六腑，皆以受气，其清者为营，浊者为卫，营在脉中，卫行在脉外，营周不休，五十而复大会阴阳相贯，如环无端。"《灵枢·本脏》言："卫气者，所以温分肉，充皮肤，肥腠理，司开阖者也。"《灵枢·邪客》曰："营气者，泌其津液，注之于脉，化以为血。"卫气与营气之间的关系是营气营养于内为阴，卫气护卫于外为阳；卫气功能正常必须依靠营气的供养，营气功能正常也必须依靠卫气的固守，相互为用，维持营卫在表分所发挥的基本功能。假如卫气虚弱，不能正常地固护营气，营气可因卫气不固而外泄，于是经常汗出；汗出则又损伤卫气，卫气虚，腠理不密，汗孔不固，抵御外邪之力不足，则微恶风寒；卫气虚弱，温煦肌表的功能减弱，气不得充荣于面则面色白；卫气生成的根源在于脏腑，卫气外虚不愈，日久也会影响到脏腑之气，由此而产生少气、乏力、倦怠等症，即卫气虚弱之象。

方中黄芪甘温，走内可大补脾肺之气，使脾肺之气壮，充荣滋养营卫之气；白术健脾益气、生化气血，与黄芪相配，旨在增强益气固表的作用，表之卫气壮实，则汗自出等症皆可愈，外邪也不易侵犯肌表营卫；防风走表而散风寒，领黄芪、白术之药力以走于肌表，固护营卫之气，驱除在表之邪。本方以补气药为主，以小量散邪药为次，重在补中有散[109]。

（八）润肠丸

1. 出处

润肠丸出自《脾胃论·脾胃损在调饮食适寒温》："治饮食劳倦，大便秘涩，或干燥，闭塞不通，全不思食，及乃风结、血结，皆能闭塞也。润燥和血疏风，自然通利也。"《兰室秘藏》、《东垣试效方》、《卫生宝鉴》等相关书籍中均有相关论述。

方药组成：桃仁、火麻仁、当归、大黄、羌活。

2. 应用指征

润肠丸功用为润肠通便，用于实热津亏便秘。润肠丸与麻仁软胶囊均有通便作用，临证如何区别？麻仁软胶囊源于仲景麻子仁丸，方药组成为麻子仁、枳实、厚朴、大黄、杏仁、芍药、白蜜。润肠丸的病机有二：一是脾胃虚损，脾胃中伏火；二是风结血秘。麻子仁丸的病机为胃强脾弱，饮入于胃，上输于脾；胃气过旺，则燥气过盛，麻子仁丸的燥气之盛源于胃气强，而非风气下陷，故治疗当以麻仁润足太阴脾土，杏仁润手太阴肺金，大黄泻阳明之热气，厚朴枳实以承阳明之燥气，使燥气从下而走，不横竭脾阴。燥气过旺，必害其所胜，芍药味酸入肝，用芍药以安肝木，整体上麻子仁丸行气分，而不走血分，润肠丸则走血分为主，兼顾气分。润肠丸的辨治要点在于不思食，口不知五味，小便频数而量少，大便干涩，脉偏细。

（九）木香顺气丸

1. 出处

木香顺气丸由《医学发明》木香顺气汤改制而成[110]，主要成分为木香、制香附、陈皮、炒枳壳、炒青皮、槟榔、制厚朴、砂仁、炒苍术、甘草等。

2. 应用指征

木香顺气丸为理气剂，具有行气化湿、健脾和胃的功效，主治湿浊中阻、脾胃不和所致的胸膈痞闷、脘腹胀痛、呕吐恶心、嗳气纳呆。其主要功能为助消化，调整胃肠道平滑肌功能，抑菌[111]。木香顺气丸与越鞠保和丸均有和胃行气之功，越鞠丸主治气、血、湿、热、食诸郁，保和丸又可消食积，故两者合用重在疏肝解郁，开胃消食，多用于气郁停滞，倒饱嘈杂，胸腹胀痛，消化不良。木香顺气丸没有明显消食之功，所针对的乃是气滞湿停，脾胃不运，故偏于行气化湿，健脾和胃，主治湿浊阻滞气机，胸膈痞闷，脘腹胀痛，呕吐恶心，嗳气纳呆。木香顺气丸与香砂养胃丸均可治疗胃脘痛，香砂养胃颗粒所治之胃脘痛，证属脾胃虚弱，中焦气滞，症见胃脘胀痛，身倦纳呆，或有呕恶，大便不实。木香顺气丸主要用于肝胃气滞，中焦失职所致的胃脘胀痛或脘腹胀痛，病多突发，攻窜作痛，时轻时重[112]。

参 考 文 献

[1] 刘奇. 从桂枝去芍药汤论方证相应[J]. 上海中医药杂志, 2017, 51（1）：32-34

[2] 黄煌, 杨大华. 经方100首[M]. 南京：江苏科学技术出版社, 2006：23-24

[3] 黄煌. 经方使用手册[M]. 北京：中国中医药出版社, 2010：113

[4] 黄煌. 中医十大类方[M]. 南京：江苏科学技术出版社, 2007：5

[5] 李冀. 方剂学[M]. 北京：中国中医药出版社, 2006：31

[6] 何莉娜, 潘林平, 杨森荣. 黄仕沛经方亦步亦趋录[M]. 北京：中国中医药出版社, 2011

[7] 李惠治. 经方传真[M]. 北京：中国中医药出版社, 1994：243

[8] 郜峦, 库宇, 王键. 经方薯蓣丸治疗虚劳证体会[J]. 中华中医药杂志, 2014, 29（11）：3455-3457

[9] 于惠青, 于俊生. 对《金匮要略》薯蓣丸方证的理解[J]. 中国中医基础医学杂志, 2013, 19（7）：817-818

[10] 冯莎, 李慧明. 薯蓣丸的临床应用与研究概述[J]. 浙江中医杂志, 2012, 47（9）：699-701

[11] 李赛美. 轻轻松松学方剂[M]. 北京：人民军医出版社, 2015：17

[12] 杨佃会, 彭伟. 四君子汤[M]. 北京：中国医药科技出版社, 2009：31

[13] 李冀. 方剂学[M]. 北京：中国中医药出版社, 2006：166

[14] 周仲瑛. 中医内科学[M]. 北京：中国中医药出版社, 2008：411

[15] 杨佃会, 彭伟. 四君子汤[M]. 北京：中国医药科技出版社, 2009：166

[16] 吕美君, 贾连群, 王志丹, 等. 香砂六君子汤的文献研究[J]. 中华中医药学刊, 2016, 34（7）：1620-1623

[17] 童向霞, 颜志婷. 香砂六君子汤在消化系统疾病中的运用[J]. 中国社区医师-医学专业, 2008, 10（24）：156

[18] 张哲华. 香砂六君子汤药理研究与临床应用概述[J]. 辽宁中医药大学学报, 2013, 15（5）：245-247

[19] 李康. 加味香砂六君子汤对胃癌前病变大鼠胃黏膜细胞凋亡及 EGFR, VEGF, C-erb-2 蛋白表达的影响[J]. 中华中医药学刊, 2015, 33（3）：718-720

[20] 刘惠杰, 何军. 参苓白术散[M]. 北京：中国医药科技出版社, 2009：3

[21] 彭兴强. 异功散的临床运用与体会[J]. 光明中医, 2008, 23（3）：388-389

[22] 杜天植. 从益黄散、泻黄散的药物配伍看钱乙组方用药的特点[J]. 湖北中医杂志, 1997, 19（3）：45-46

[23] 陶思榘. 十二经方议秘要[M]. 北京：中国中医药出版社, 2013：28

[24] 宗全和. 中医方剂通释：卷二[M]. 石家庄：河北科学技术出版社，1995：101

[25] 张均倡. 补中益气汤[M]. 北京：中国中医药出版社，1998：15-16

[26] 李国平. 李东垣"阴火"浅析[J]. 黑龙江医药，1993，2：5

[27] 王霞. 补中益气汤的文献学研究[D]. 武汉：湖北中医学院，2008：26

[28] 李晓丹. 补中益气汤的相关文献研究[D]. 郑州：河南中医学院，2014：12-19

[29] 郭啸天. 临床实用名医方论[M]. 台北：众文图书公司，1990：73

[30] 段晓华，畅洪昇. 李东垣传世名方[M]. 北京：中国医药科技出版社，2013：16

[31] 田合禄，周晋香，田蔚. 疫病早知道：五运六气大预测[M]. 太原：山西科学技术出版社，2006：252

[32] 王玉超. 脾胃论用药特点浅谈[J]. 甘肃中医，2008，21（6）：5

[33] 金伟孝. 补脾胃泻阴火升阳汤的临床应用[J]. 中国中医基础医学杂志，2011，17（3）：298-299

[34] 丁光迪. 东垣学说论文集[M]. 北京：人民卫生出版社，2010：114

[35] 田合禄. 五运六气解读《脾胃论》——阴火是怎样形成的[M]. 北京：人民军医出版社，2015：315

[36] 白兆芝. 易水学派宗师张元素[M]. 北京：中国科学技术出版社，1990：93

[37] 单兆伟. 中医临证与方药应用心得[M]. 北京：人民卫生出版社，2000：195

[38] 湖南省中医药研究所. 《脾胃论》注释[M]. 北京：人民卫生出版社，1976：406

[39] 徐树楠. 李东垣医方精要[M]. 石家庄：河北科学技术出版社，2005：199

[40] 赖晓玲. 益气聪明汤加味治疗高血压眩晕的临床研究[D]. 广州：广州中医药大学，2010：17

[41] 杨春霞，闫杨扬. 益气聪明汤临证验案举隅[J]. 环球中医药，2014，7（8）：642-644

[42] 韦云，巩昌靖. 平胃散[M]. 北京：中国医药科技出版社，2013：7

[43] 和丽京. 陈洪绪运用平胃散的经验[J]. 辽宁中医学院学报，2006，8（1）：60-61

[44] 徐春丽，高建忠. 高建忠运用平胃散经验举隅[J]. 内蒙古中医药，2014，30：33-34

[45] 侯笙总. 藿朴夏苓汤干预湿热环境下高脂大鼠体脂代谢的实验研究[D]. 广州：广州中医药大学，2014：16

[46] 白锋. 温病学方论与临床[M]. 上海：上海中医学院出版社，1988：36

[47] 徐凯，朱尔春，陶方泽. 藿朴夏苓汤方证探析及临床运用体会[J]. 环球中医药，2016，9（1）：70-72

[48] 颜德馨，方春阳. 医方囊秘[M]. 昆明：云南科学技术出版社，1986：85

[49] 盛生宽，盛全成. 藿朴夏苓汤临床运用体会[J]. 辽宁中医药大学学报，2013，15（2）：19-20

[50] 冯巧. 归脾汤证治规律研究[D]. 郑州：河南中医学院，2015：1

[51] 刘玉茂. 归脾汤[M]. 北京：中国中医药出版社，1998：4-5

[52] 陈辉. 实脾饮加减治疗心功能Ⅳ级慢性心力衰竭的临床疗效观察[D]. 广州：广州中医药大学，2014：16

[53] 钮钻禄·斡济，王熙和，李尚英. 鼓胀治验[J]. 四川中医，1989（9）：25

[54] 唐尚友，李晓荣. 实脾饮临床运用举隅[J]. 陕西中医学院学报，2003，26（4）：20-21

[55] 王玉英，李有先. 实脾饮临床运用体会[J]. 中国中医药信息杂志，2011，18（6）：83-84

[56] 徐景藩. 徐景藩脾胃病治验辑要[M]. 南京：江苏科学技术出版社，1999：30

[57] 徐景藩. 徐景藩脾胃病临证经验集粹[M]. 北京：科学出版社，2010：109-111

[58] 岳胜利. 徐景藩运用泄肝和胃方治疗反流性食管炎经验[J]. 辽宁中医杂志，2016，43（3）：476-478

[59] 焦树德. 焦树德临床经验辑要[M]. 北京：中国医药科技出版社，1998：115

[60] 何羿婷，陈伟，焦树德. 应用焦树德教授学术思想临证体会[J]. 中国中医基础医学杂志，2004（4）：59-61

[61] 王永文，李国稳. 浅谈焦树德治疗胃病的经验[J]. 新疆中医药，2004，22（3）：44-46

[62] 阎小萍. 焦树德学术思想临床经验综论[M]. 北京：中国医药科技出版社，2005：82

[63] 隋殿军. 国家级名医秘验方[M]. 长春：吉林科学技术出版社，2008：95

[64] 张季林. 廖锦标调理脾胃治肿瘤经验[J]. 江西中医药，1998，29（4）：5-7

[65] 南京中医药大学. 方药传真：全国老中医药专家学术经验精选[M]. 南京：江苏科学技术出版社，2003：407

[66] 杨晓军，刘凤斌. 国医大师邓铁涛教授医案及验方[M]. 广州：中山大学出版社，2013：12

[67] 邓铁涛. 邓铁涛临床经验辑要[M]. 北京：中国医药科技出版社，1998：215

[68] 李顺民. 邓铁涛治疗重症肌无力的思路与方法[J]. 中国医药学报，1991，6（8）：54-56

[69] 张世平. 邓铁涛教授治疗重症肌无力之经验总结[J]. 广州中医学院学报，1991，8（2）：70-74

[70] 班秀文. 班秀文临床经验辑要[M]. 北京：中国医药科技出版社，2000：431

[71] 林寒梅，庞秋华，班胜. 班秀文活血通脉安胎经验[J]. 山东中医杂志，2013，32（3）：199-200

[72] 佘靖. 班秀文[M]. 北京：中国中医药出版社，2007：163-165

[73] 蓝丽霞. 国医大师班秀文教授妇科学术思想研究[D]. 长沙：湖南中医药大学，2012：115

[74] 柴国剑. 中华当代名医妙方精华[M]. 长春：长春出版社，1993：117

[75] 乔杰. 名医绝活——名医验方卷[M]. 长春：吉林文史出版社，1993：690

[76] 王新月，李成卫. 慢性胃炎名家传世灵验药对[M]. 北京：中国医药科技出版社，2010

[77] 张志远. 香姜红糖散[J]. 医学理论与实践，1991，4（5）：47

[78] 纪延龙. 香姜红糖散止痛泻[J]. 中国乡村医生杂志，1992，10：24

[79] 刘有缘. 三味中药治大病[M]. 太原：山西科学技术出版社，2015：52

[80] 管隽. 黄煌八味解郁汤和八味除烦汤的方证及其临床运用[J]. 江西中医药，2007，38（6）：13-14

[81] 平玉贺. 八味解郁汤治疗慢性胃炎合并抑郁症 31 例[J]. 河南中医，2015，35（10）：2476-2478

[82] 林俊华，汤建桥. 现代名中医皮肤性病科绝技[M]. 北京：科学技术文献出版社，2002：9

[83] 金栋. 乌蛇驱风汤加减治疗瘙痒性皮肤病[J]. 河北中医药学报，2001，16（4）：14

[84] 林靓，滕浦陵，许日红. 乌蛇驱风汤及诸加减方对豚鼠慢性湿疹模型的疗效比较[J]. 中国实验方剂学杂志，2015，21（20）：137-140

[85] 张德福. 乌蛇驱风汤加减治疗寻常型银屑病血热证的临床观察[D]. 哈尔滨：黑龙江中医药大学，2016：5

[86] 甘治宏. 乌蛇驱风汤单位浓缩配方颗粒与传统饮片治疗神经性皮炎临床对比研究[J]. 亚太传统医药，2014，10（21）：130-13

[87] 延卫东. 萎胃复元汤治疗慢性萎缩性胃炎临床研究[D]. 广州：广州中医药大学，2006

[88] 施旭光. 中医非物质文化临证名方系列：脾胃病名方[M]. 北京：中国医药科技出版社，2013：91

[89] 路志正. 路志正医林集腋[M]. 北京：人民卫生出版社，1990：202

[90] 杨景海，李元文. 实用中医效验新方大全[M]. 北京：中国国际广播出版社，1991：187

[91] 陈立庆. 百麦安神饮治疗神经官能症[J]. 大家健康，2014，8（20）：41

[92] 郝晓玲，吕秋军，周喆. 补中益气丸等中成药的辐射防护作用[J]. 中华放射医学与防护杂志，2006，26（4）：366-369

[93] 战伟. 中成药使用也要辨证论治[J]. 中医药临床杂志，2012，24（1）：75

[94] 施凌鹤，贡联兵. 枳术宽中胶囊的临床应用评价[J]. 中国医院用药评价与分析，2013，13（4）：305-307

[95] 秦波. 枳术宽中胶囊对功能性消化不良并抑郁患者的影响[J]. 中国实验方剂学杂志，2015，21（8）：186-189

[96] 徐静，吴攀. 枳术宽中胶囊联合兰索拉唑和莫沙必利治疗反流性食管炎的疗效观察[J]. 现代药物与临床，2016，31（8）：1188-1192

[97] 幸军，周虎，冯青青，等. 铝镁加混悬液联合枳实宽中胶囊治疗胆汁反流性残胃炎的临床观察[J]. 临床军医杂志，2013，41（10）：1069-1070

[98] 苏军凯，王爱民，张荔群，等. 枳实宽中胶囊与益生菌联合治疗便秘型肠易激综合征[J]. 现代中西医结合杂志，2011，20（11）：1326-1327

[99] 王乔，章礼久. 雷贝拉唑联合枳术宽中胶囊治疗癔球症的疗效观察[J]. 安徽医药，2013，17（10）：1758-1760

[100] 凌励峰. 藿香正气水与藿香正气口服液的临证选用[J]. 广西中医药，1998，5：37

[101] 李波，赵雅灵，周海钧. 复方胃乃安的药理学研究[J]. 中药药理与临床，1991，7：15-17

[102] 林传权. 胃乃安新制剂提取分离工艺研究及抗胃黏膜损伤机制初探[D]. 广州：广州中医药大学，2011：15

[103] 刘少勇. 梁乃津验方胃乃安组方机理初探[J]. 辽宁中医药大学学报，2010，12（4）：145-146

[104] 邹立军，彭嵘，吴铱达. 参苓白术颗粒联合香连片治疗代谢综合征 30 例临床观察[J]. 上海中医药大学学报，2015，29（5）：37-40

[105] 刘惠杰，何军. 参苓白术散[M]. 北京：中国医药科技出版社，2009：35-126

[106] 蔡春江，梁凤兰，王清贤，等. 小议资生丸[J]. 中国中医药现代远程教育，2010，8（21）：60

[107] 杨曦，常晓一. 王有鹏运用资生丸治验3则[J]. 江苏中医药，2016，48（1）：51-52

[108] 周小平，陈学智. 资生丸的源流、特点及比较研究[J]. 陕西中医，2008，29（3）：356-357

[109] 金哲峰，王聪. 玉屏风散[M]. 北京：中国医药科技出版社，2009：5-6

[110] 方光才. 木香顺气丸为主治疗肠道易激综合征132例[J]. 安徽中医学院学报，1997，16（3）：25

[111] 房殿春. 胃病用药不良反应及处理[M]. 北京：金盾出版社，2004：230-231

[112] 陈锐. 木香顺气丸临床应用解析[J]. 中国社区医师，2011，27（22）：14